2021年第一批四川省省级科技计划项目科普作品创作类《传染病简史系列丛书》
（立项编号2021JDKP0074）

做自己的健康护卫：
谈谈身边的卫生安全

吴镝　孙唯　王卓⊙主编

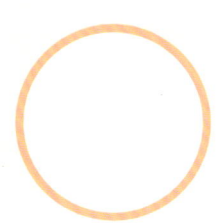

图书在版编目（CIP）数据

做自己的健康护卫：谈谈身边的卫生安全 / 吴镝，孙唯，王卓主编. — 成都：四川大学出版社，2023.3
（传染病与公共卫生科普系列）
ISBN 978-7-5690-6048-5

Ⅰ.①做… Ⅱ.①吴… ②孙… ③王… Ⅲ.①公共卫生－普及读物 Ⅳ.① R126.4-49

中国国家版本馆CIP数据核字（2023）第050364号

书　　名：	做自己的健康护卫：谈谈身边的卫生安全
	Zuo Ziji de Jiankang Huwei: Tantan Shenbian de Weisheng Anquan
主　　编：	吴　镝　孙　唯　王　卓
丛 书 名：	传染病与公共卫生科普系列

选题策划：许　奕
责任编辑：许　奕
责任校对：倪德君
装帧设计：墨创文化
责任印制：王　炜

出版发行：四川大学出版社有限责任公司
　　　　　地　址：成都市一环路南一段 24 号（610065）
　　　　　电　话：（028）85408311（发行部）、85400276（总编室）
　　　　　电子邮箱：scupress@vip.163.com
　　　　　网　址：https://press.scu.edu.cn
印前制作：四川胜翔数码印务设计有限公司
印刷装订：四川盛图彩色印刷有限公司

成品尺寸：146mm×208mm
印　　张：3
字　　数：65 千字

扫码获取数字资源

版　　次：2023 年 3 月 第 1 版
印　　次：2023 年 3 月 第 1 次印刷
定　　价：32.00 元

本社图书如有印装质量问题，请联系发行部调换

版权所有 ◆ 侵权必究

四川大学出版社
微信公众号

做自己的健康护卫：谈谈身边的卫生安全

主　编

吴　镝　孙　唯　王　卓

编委（按姓名拼音排序）

陈俊宇　四川省疾病预防控制中心
陈　荔　四川大学华西第四医院
冯　燎　四川省疾病预防控制中心
付群霞　成都市武侯区人民医院
何　芳　绵阳市中心医院
何林霖　四川省疾病预防控制中心
胡璘曦　四川省疾病预防控制中心
黄润婷　成都医学院
敬嵛淋　四川省疾病预防控制中心
李　张　四川省疾病预防控制中心
刘　宇　四川省疾病预防控制中心
马　霞　济南市疾病预防控制中心

师春立	四川省疾病预防控制中心
苏　玲	四川省疾病预防控制中心
孙桃兰	成都医学院
孙　唯	四川省疾病预防控制中心
王　辉	四川省肿瘤医院
王　木	绵阳市中心医院
王玉龙	成都医学院
王　卓	四川省疾病预防控制中心
魏荣杰	四川省疾病预防控制中心
吴朝学	四川省疾病预防控制中心
吴　镝	四川省疾病预防控制中心
吴龙飞	成都市新津区人民医院
夏　岚	四川省疾病预防控制中心
向华莉	四川省疾病预防控制中心
严鑫淼	成都医学院
杨志翔	四川省疾病预防控制中心
张桦林	四川省疾病预防控制中心
张　伦	四川省疾病预防控制中心
张　萌	四川省疾病预防控制中心
赵海川	绵竹市疾病预防控制中心
赵　仪	四川省疾病预防控制中心
周　亮	四川省疾病预防控制中心
周玉锦	四川省疾病预防控制中心
周章俊	四川省疾病预防控制中心

以"接地气"的科普服务群众健康

一直以来,我们都把疫苗和健康教育作为疾病预防控制系统服务群众的"两大核心武器"。多年来,通过使用免疫规划疫苗("一类苗")和非免疫规划疫苗("二类苗"),乙肝等各类疫苗可预防的传染病得到了很好的控制,保障了群众身体健康和生命安全。我们通过各种形式、持续不断的健康教育,为群众普及了大量的健康知识。然而,我们的健康教育往往形式比较单一,内容较为枯燥,群众认可度不高。

看到了,不等于理解了;理解了,不等于认同了;认同了,不等于行为就能改变了。就像吸烟的危害,虽然人人知晓,但真正能成功"戒烟"的人还是很少。究其原因,既有人类行为改变本身的复杂性问题,也有我们健康教育工作本身的问题。制作出群众愿意看、愿意相信、愿意试行、愿意遵循的健康宣传材料,更好地将健康知识和技能传递给群众,让群众获得轻松愉悦的阅读观看体验,是我们努力追求的目标。

不久前,随着新冠病毒感染"乙类乙管"和相关防疫措施的优化调整,多个朋友问我:"疫情之后,你们疾病预防控制中心又干什么呢?是不是就没什么事做了?"这样的问题着实让人尴尬。疾病预防控制中心在平时是一个默默无闻的单位,只有在公共卫生事件发生时才"浮出水面",进入大众视野。

那平时我们都在干些什么呢?传染病、慢性病、地方病、寄生虫病,食品卫生、环境卫生、学校卫生、职业卫生、放射卫生,监测、干预、评价……

"上管天,下管地,中间管空气。"群众在"防疫站"时期给我们的这句评价应该还不过时,所有对群众健康有影响的事情,我们都要做、都在做。

读罢《做自己的健康护卫:谈谈身边的卫生安全》,我倍感欣喜。年轻的同志们以"五大卫生"为主题,用"大白话"与群众聊健康知识、谈卫生防护,比如怎样吃得安全、吃得健康,怎样健康呼吸,怎样正确科学地消毒,怎样科学育儿、促进儿童健康成长,如何做个健康的"打工人",等等。尽管内容还不够系统,书写还略显稚嫩,但他们强烈的使命感、大胆的创新尝试、用心用情的聊天式写作、严谨的科学求证和文献支撑，尤其让我感动。我愿意推荐此书给广大读者。

希望年轻的"疾控人"，更加用心、用情去大胆探索，更加"接地气"地做好健康科普。你们服务群众健康的拳拳之心，读者会感受到的。

是为序。

唐雪峰

2023年2月17日

一、食品卫生 / 001

（一）食品安全管理责任变迁 / 001

（二）监测——发现食品安全风险 / 006

（三）检测——"福尔摩斯"的重要证据 / 013

（四）从吃得饱到吃得好，营养健康不可少 / 022

二、环境卫生 / 037

（一）无处不在的空气 / 037

（二）消毒 / 042

三、学校卫生 / 051

（一）家长最关心的问题：学生生长与发育 / 051

（二）学生的常见病有哪些？/ 057

四、职业卫生 / 070

（一）职业卫生，事关你的"半条命" / 071

（二）警惕"恐怖杀手"，解密职业性有害因素 / 071

（三）劳动者不得不知道的事 / 074

（四）我的健康我做主 / 076

五、放射卫生 / 078

（一）"小男孩"的诞生 / 078

（二）什么是辐射 / 079

（三）辐射其实离我们很近 / 080

（四）辐射有哪些伤害呢？/ 082

（五）守护健康的墙——阻止辐射 / 083

一、食品卫生

（一）食品安全管理责任变迁

食品卫生吗？安全吗？这是公众在购买食品时会考虑的问题。我国曾出现一些食品安全事件，例如：三聚氰胺事件不仅打倒了"三鹿"这个奶粉企业，而且打倒了公众多年来对国产奶粉的信心，公众对国产奶粉的担心至今仍存；地沟油的出现让多少人对餐馆用油心存疑虑；此外，还有毒豆芽、瘦肉精、塑化剂等引起的事件。在每年的"3·15"晚会中，食品安全案例屡见不鲜。于是，人们不禁要问：食品安全是怎么管的呢？又是哪个部门在管呢？

新中国成立之日起至1978年改革开放之前，我国实行计划经济体制，借鉴苏联管理模式，于是食品安全交由卫生部门管理。1949年，东北中长铁路管理局率先成立了防疫站。1953年，卫生部颁布了《关于统一调味粉含麸酸钠标准的通知》

《清凉饮食物管理暂行办法》等。食品卫生标准化、规范化管理走出了第一步。1956年，全国29个省（自治区、直辖市）建立了卫生防疫站，具体负责食品卫生管理工作。卫生部（现更名为国家卫生健康委员会）在1964年颁发了《卫生防疫站工作试行条例》，明确卫生防疫站的食品卫生管理责任。

1965年夏天，卫生部联合商业部等部门一起发布了《食品卫生管理试行条例》，并由国务院转发，明确了卫生部门应当负责食品卫生的监督工作和技术指导。但事情似乎并没有那么简单。计划经济体制下，食品卫生标准的贯彻执行、食品生产经营企业的卫生管理都由其行业主管部门负责，行业主管部门通过内部管理方式约束企业行为。卫生部门在整个体制中处于从属地位，有的时候想管也管不了。1979年，国务院颁布《中华人民共和国食品卫生管理条例》，丰富了食品卫生管理的具体内容，但该条例只规定了全民和集体所有制的食品生产经营企业管理，随着私营经济在改革的春风中不断发展，该条例就过时了。

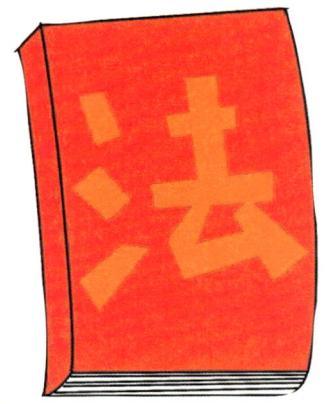

改革春风吹进门，中国人民都精神。1982年，《中华人民共和国食品卫生法（试行）》出台，食品卫生管理权限从法律层面交给卫生部门了，防疫站（"80后""90后"应该还记得

一、食品卫生

小时候有这个部门)或者食品卫生监督检验所为食品卫生监督机构,铁道、交通、厂(场)矿卫生防疫站在管辖范围内仍执行食品卫生监督机构的职责。但是由于历史原因,食品生产经营政企合一现象仍然存在,因此仍然明确了食品生产经营企业的主管部门负责本系统的食品卫生工作,所以卫生部门实际的监管力量仍无法覆盖到所有食品生产经营者。

好在1995年《中华人民共和国食品卫生法》(这个不是试行,是正式版)把行业主管的权限正式赋予卫生部门,这个时候卫生部门的权责就统一了,管理职权进一步扩大。

2003年,国家食品药品监督管理局(也就是食药监局)成立,此时其是国务院直属机构,不过在2008年,食药监局被划入卫生部管理,所以这个时候还是卫生部门在管。2009年,具有划时代意义的《中华人民共和国食品安全法》出台。首先政府组建了一个议事协调机构——食品安全委员会,然后由质监局、工商局和食药监局分别对生产环节、流通环节、餐饮服务环节进行监督管理(图1-1),食品生产经营者的三段式管理正式以法律的形式进行明确,这个时候,如果要投诉或者举报,可以相应拨打12365、12315、12331。

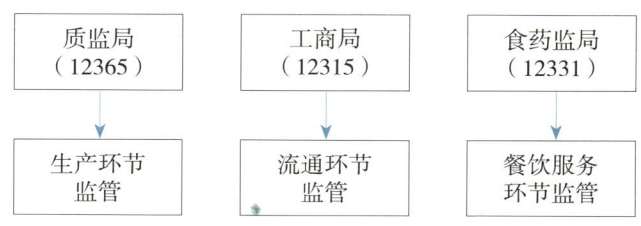

图1-1 质监局、工商局、食药监局的监管

这样的管理格局下,不光是群众打投诉举报电话麻烦,监管部门同样感到麻烦,比如执法人员查到一个馆子用的油有问题,结果往前一追溯,是某小商店卖的,这个又归工商局管了,同时质监局、工商局实行省以下垂直管理,而食药监局却由地方政府管理,当地的政府难以协调。于是2013年3月,国家食品药品监督管理总局(在这之前只有质监局和工商局有总局,食药监局没有总局)组建,然后食品生产和食品流通环节正式划转到食品药品监管部门。这下群众投诉举报就只需要拨打12331了。

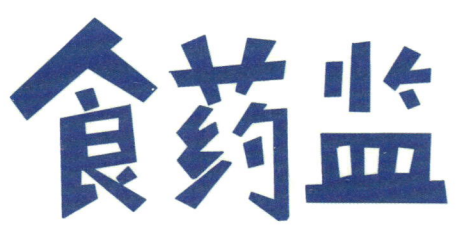

在食药监局单独管食品安全的那几年,备受关注的央视"3·15"晚会通报的案例都少了许多,地方的"3·15"宣传日展示的假劣产品食品展柜也就相应"下架"。于是根据广东省顺德区、深圳市以及上海市、浙江省、安徽省等地开展的

市场监管体制改革试点成果，再加上新时期质监、工商部门职能逐渐弱化以及资源有效整合需要，2018年春天，国家市场监督管理总局正式成立（图1-2）。这进一步推动了食品安全管理法治化、规范化，也彰显了职能部门对食品安全的重视以及维护正常有序的食品安全环境的决心，社会公众对于监管部门以及我国食品安全的认可度和信任度持续提升。

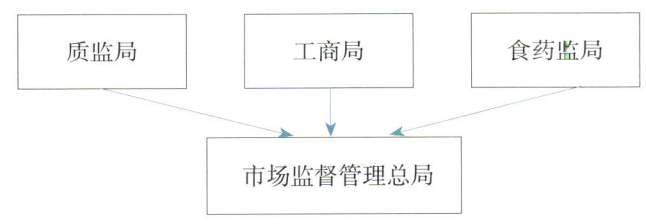

图1-2 国家市场监督管理总局成立

那么，这个时候食品安全的投诉举报该打哪个电话呢？是12315、12331还是12365？当然是咱们最熟悉的12315。

主要参考文献

[1] 胡颖廉. 改革开放40年中国食品安全监管体制和机构演进 [J]. 中国食品药品监管，2018（10）.

[2] 孙长颢，赵秀娟. 中国现代食品卫生学发展历程与成就 [J]. 中国公共卫生，2019，35（8）.

[3] 黄岩，蔡滨，种波，等. 我国食品安全监管格局的历

史沿革与现状分析［J］.中国初级卫生保健，2012，26（6）.

本节作者简介

吴镝　人力资源管理师

四川省疾病预防控制中心办公室

（二）监测——发现食品安全风险

随着生活水平的提高，我们接触到的食品越来越丰富，但是近年来一些食品安全风险开始浮出水面。由食品中致病因素进入人体引起的感染性疾病、中毒性疾病（包括食物中毒），称为食源性疾病，也就是说，这些病是吃出来的。

下面，我们来看看食源性疾病的引发因素吧。

1. 毒蘑菇，虽好看但有毒

蘑菇是一类真菌，长得好看，而且烹饪后味道鲜美，营养价值高，被列为舌尖上的美食，广受人们喜爱和追捧。

蘑菇种类繁多，毒性成分复杂，无法简单辨别，很多有毒蘑菇并不像传言中那样"长得很鲜艳"。一种毒蘑菇可能含有多种毒素，一种毒素又常常存在于多种毒蘑菇中。每当6月至8

月野生蘑菇生长旺盛的季节，一场雨过后，山间树林里的野生蘑菇便"冒头"了。人们为品尝其鲜美的味道常常进行采摘或从所谓的"农家"手里购买，但由于缺乏辨识毒蘑菇知识，常常导致中毒甚至死亡。

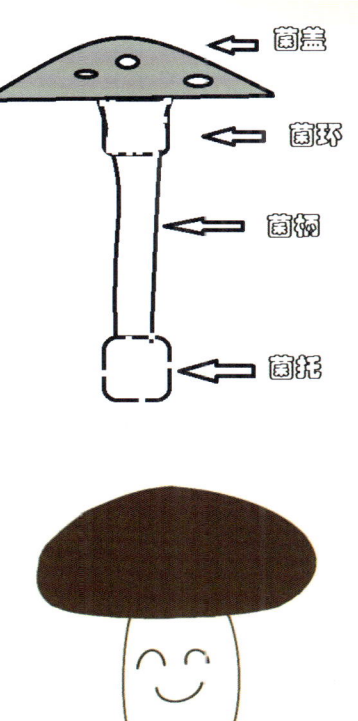

如何分辨哪些蘑菇有毒呢？下面我们说说毒蘑菇有哪些重要的特性。比如剧毒的灰花纹鹅膏长得就比较典型，"头上戴帽，腰间系裙，脚上穿靴"，也就是我们专业术语讲的拥有菌盖、菌环和菌托，即"穿靴戴帽"。

当然不是所有的毒蘑菇都有"穿靴戴帽"的特征，人们通常认为鲜艳的蘑菇有毒，颜色普通的蘑菇没毒。在这里必须明确指出，仅根据颜色与形状不能判定蘑菇是否有毒，比如鸡油菌颜色鲜艳，却是美味的食用菌，而有些剧毒蘑菇看起来很普通，表面光滑，甚至没有突起或菌托，比如含有剧毒的亚稀褶红菇，长相很不起眼，实则毒得不得了。

毒蘑菇一般长在哪里呢？有人认为长在潮湿处或家禽粪便

上的蘑菇有毒，长在松树下等清洁的地方的蘑菇无毒，这种想法不对。干净的树下一样可以长毒蘑菇，比如号称"小个子大蘑王"的松林杀手肉褐鳞环柄菇就是松杉树下常见的毒蘑菇之一。另外，有些人根据经验，觉得以前每年都在这棵树下采蘑菇，并没有中毒，今年继续采摘食用也没问题。但蘑菇生长受自然环境等众多因素影响，不能简单凭借经验判定哪片区域的蘑菇有毒。经验主义不可取。

你肯定听说过一些坊间传闻，比如蘑菇有分泌物或受损变色就是有毒，蘑菇跟银器、生姜、大米和生葱一起煮，液体变黑有毒，颜色不变就是无毒。其实有不少毒蘑菇受损后不分泌液体，也不变色。而有的食用菌，比如多汁乳菇，却可以分泌液体并变色。这就尴尬了。"银针验毒"仅仅是小说和电视剧里的情节，原理是银可以和砷化物（比如砒霜）、硫化物等发生化学反应而变黑。但毒蘑菇中的毒素多为生物碱，不能与银发生化学反应。

误食毒蘑菇有什么症状呢？轻者恶心、呕吐、腹痛、腹泻，有的还有精神症状，严重者发生肝脏、肾脏损害，甚至死亡。

如果吃了毒蘑菇，该怎么办呢？应立即大量饮用温开水或稀盐水并催吐，以减少毒素的吸收，同时以最快的方式送往最近的医院。患者及其家属可以携带吃剩的毒蘑菇，以辅助医生的诊断和治疗。

预防毒蘑菇中毒最好的办法：不自行采食野生蘑菇，不吃来历不明或猎奇而得的蘑菇,想吃蘑菇就去正规市场或餐馆。

2. 致病微生物

致病微生物是什么?顾名思义,致病微生物就是进入人体引起感染性疾病、中毒性疾病的微生物。它们很小,种类相当多,常见的有沙门氏菌、金黄色葡萄球菌、副溶血性弧菌等。而最容易使人"中招"的要数沙门氏菌了。今天我们就来聊聊这个微生物界的"头号杀手"。

1885年,Daniel Elmer Salmon等在霍乱流行时分离到猪霍乱沙门氏菌,将其定名为沙门氏菌。它们是一群寄生在人类和动物肠道内的革兰氏阴性杆菌。接触感染沙门氏菌的人或食用被沙门氏菌污染的食品就可导致感染。沙门氏菌非常"抗造",对外界抵抗力强,在水和土壤中能存活2~3周,冰箱中能顽强生存3~4个月,粪便中能存活1~2个月,最适繁殖温度为37℃,在20℃以上即能大量繁殖。但是它不耐热,55℃ 1小时或60℃ 10~20分钟就能杀死它。所以聪明伶俐的你应该知道如何消灭它了。

沙门氏菌最容易污染的食物有肉与肉制品、蛋与蛋制品、奶与奶制品等,也就是我们经常能看到的酱卤肉、皮蛋、糕点、三明治、肉夹馍等。

沙门氏菌不分解蛋白质,被它污染的食物表面看起来是没有特殊变化的,因此特别难以察觉。

人感染沙门氏菌后,常见症状有恶心、呕吐、腹痛、腹泻(胃肠炎的典型症状),比较特殊的是,沙门氏菌引发的急性腹泻以黄色或黄绿色水样便为主,这个特点可以帮助大家进行判断。沙门氏菌严重感染可以引起脱水、休克,甚至死亡。老年人和小孩因为抵抗力比较弱,更容易受到沙门氏菌的危害。所以我们强烈建议:保持手清洁,使用安全的水和原材料,食品烹饪过程中要生熟分开,食物要烧熟煮透,制作好的食品要尽可能保持安全温度。这样就能远离沙门氏菌的危害。

3. 有毒动植物

关于有毒动物,大家知道毒蛇、河豚、一些水母等,但其实这些动物大多不常见。目前常见的引发食物中毒的其实是有毒植物,如菜豆类和发芽马铃薯。

菜豆类种类很多,常见的有扁豆和四季豆等,如果没有炒熟,其所含的皂素和血细胞凝集素等天然毒素会刺激人的消化道,造成胃部 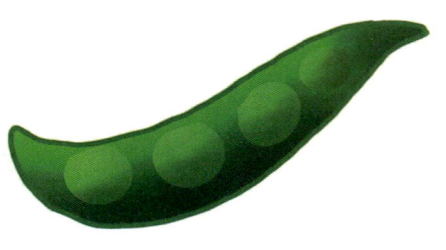 不适等症状,严重的还会产生恶心、剧烈呕吐等。预防菜豆类中毒的方法很简单,加工前把两头的尖及荚丝去掉,在水中浸泡10分钟。炒之前最好用水先焯一遍，炒的过程中要不断翻炒，保证受热均匀。菜豆类一定要炒熟，虽然可能吃起来感觉"老"了些，但不会中毒。

发芽马铃薯也就是"长芽了的土豆"，含有一种叫龙葵素的物质。龙葵素是一种生物碱，一般新鲜土豆里含量微乎其微，人吃了

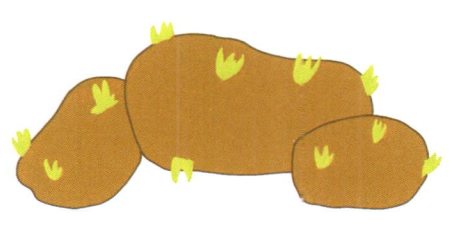

不会有问题。值得注意的是，土豆经过长时间存放，变绿或变紫甚至长出芽，龙葵素含量就会大大增加。用数据来说的话，每100g新鲜土豆内含龙葵素7~10mg，当土豆变绿长芽时，每100g土豆内含龙葵素可增至25~60mg，甚至高达500mg。摄入少量龙葵素对人体不会有明显害处，但如果一次性吃50g以上已变绿、长芽的土豆（约含200mg龙葵素），就有可能发生中毒。

那么中毒后有哪些症状呢？由于龙葵素具有腐蚀性，对胃肠道黏膜有较强刺激作用，轻者可出现咽喉瘙痒和烧灼感、头晕、恶心、呕吐、腹痛、腹泻等症状，严重者出现怕光、耳鸣、昏迷、全身抽搐，甚至死亡。所以不要为了节约而去吃长芽的土豆，太危险了。

龙葵素可溶于水，遇醋酸或高温加热可被破坏，陕西关中民间有道家常菜叫醋溜洋芋，不仅美味，而且在烹饪过程中已

将土豆内微量的龙葵素破坏。当然预防龙葵素中毒，关键在于不吃发绿、发芽和腐烂的土豆，要烧熟煮透再吃。吃土豆时如果口中有苦涩味和发麻的感觉，应立即停止食用，以防中毒。

4. 致病化学物

常见的致病化学物是亚硝酸盐。亚硝酸盐主要指亚硝酸钠、亚硝酸钾，呈白色结晶状或粉末状，味微咸，易溶于水。因其和普通食盐极为相似，所以常见于误食误用等意外事故，不法商贩滥用食品添加剂也会导致中毒事件发生。食入0.3~0.5g亚硝酸盐即可引起中毒，3g导致死亡。而且这个中毒发生得非常快，最快几分钟就会有中毒症状。中毒后会出现口唇、舌尖、指尖以及全身皮肤青紫，可伴有头晕、头痛、无力、恶心、呕吐、腹痛、腹泻，严重者可出现昏迷、抽搐甚至死亡。所以一旦发生亚硝酸盐中毒，赶紧送去就医，以及时清除毒物，并给予特效药及时对症治疗。

为预防亚硝酸盐中毒，我们应注意厨房食品安全要点，不使用来历不明或无正规包装的"调味剂"或"添加剂"，不要购食无营业执照小作坊和流动摊贩售卖的腌腊酱卤制品。另外，因腐烂变质的蔬菜和苦井水中也含有亚硝酸盐，特别提示大家不要食用腐烂变质的蔬菜，不要饮用苦井水，也不要用苦井水烹调食物。

主要参考文献

[1] 全国人民代表大会常务委员会.中华人民共和国食品安全法[Z].2015.

[2] 世界卫生组织.食品安全5大要点[EB/OL].https://www.who.int/foodsafety/publications/5keysmanual/zi/.

本节作者简介

周玉锦　主管医师

四川省疾病预防控制中心营养与食品卫生安全所

（三）检测——"福尔摩斯"的重要证据

1. 食品检测的意义

如何判断食品是否营养、安全？食品安全直接关乎人民群众的生命健康，食品检测是保障食品安全的最直接手段，也是最有效的手段。目前，人们生活中的食品品种繁多，因此，食品种类以及用量的选择余地很大。人们需要高质量、安全、富

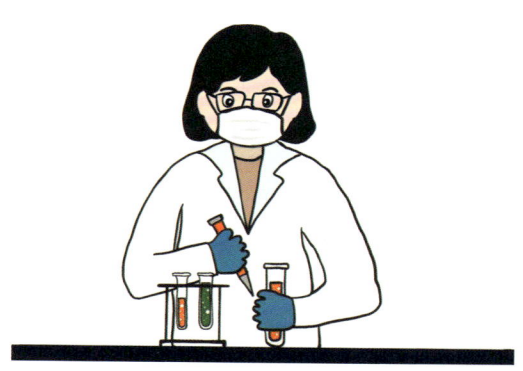

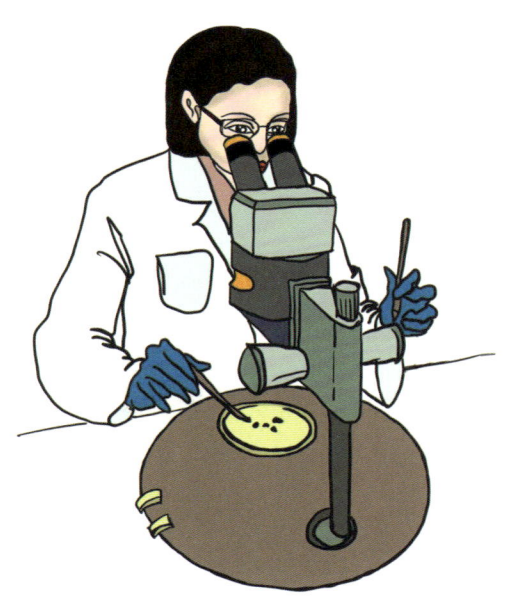

有营养且有益健康的食品。许多消费者根据食品标签所示的营养成分和健康信息做出是否购买该产品的决定。例如：对低脂食品的需求迫使食品科学家开发符合脂肪含量声明及某些有益健康声明的食品。测定脂肪含量的方法提供了证明食品是否符合这些声明的必要数据。

2. 食品检测的步骤

食品如何检测呢？检测有哪些步骤呢？食品检测主要包括食品样品的选择与制备、食品检测的分析操作、食品检测结果的计算与分析这几个步骤。

3. 食品检测分类

（1）食品营养成分的检测。

食品营养成分，顾名思义，是指天然食品或者加工食品中所含对人体有营养意义的东西，主要包括蛋白质、脂肪、糖类、维生素、无机盐（包括微量元素）和水六大类，其中蛋白质、脂肪、糖类、灰分和水在食品中的含量较高，是食品的主要组成成分（灰分是什么？我们还要吃灰吗？这个后面要讲）。维生素和微量元素很重要，虽然在食品中的含量低，但在人体内具有重要的营养作用。

A. 食品中水分的检测。

水分是食品的天然成分，食品中水分的多少直接影响食品的感官性状（好不好吃）、食品成分的浓

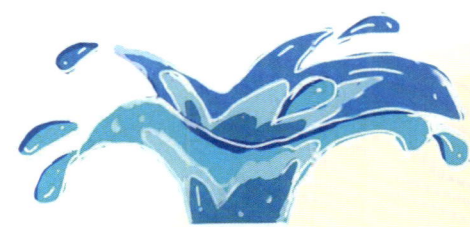

度（咽不咽得下去）等。控制食品的水分，就可以防止食品腐败变质和营养成分水解，防止食品表面及内部被污染。所以水分的检测十分有用。

B. 食品中蛋白质的检测。

蛋白质是生命的物质基础，是保证生物体生长发育、新陈代谢和修补组织的原料。一般成人每日需要从食品中摄入蛋白质约75g。由于人体不能储存蛋白质，必须不断从食品中得到补充。如果长期缺乏蛋白质，可能会引起严重疾病。

通过测定食品中的蛋白质含量，可以了解食品质量，为合理调配膳食、保证不同人群的营养需求提供科学依据。

C. 食品中脂肪的检测。

脂肪是人体热量的重要来源。食品中的脂肪有两种存在形式：游离脂肪和结合脂肪。每克脂肪在体内完全氧化能产生38kJ的热量，同时脂肪能给人体提供必须脂肪酸，是脂溶性维生素的良好溶剂，能帮助脂溶性维生素的吸收。脂肪能改善食品的感官性

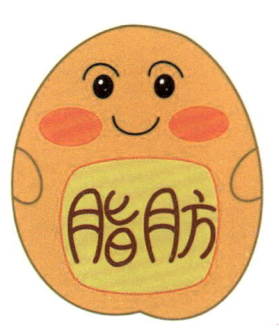

状，增加细腻感，使其变得美味。想不到吧，脂肪的作用还比较多呢。

D. 食品中糖类的检测。

糖类的组成元素是碳、氢、氧。糖类主要为人体提供热量。其主要分为单糖、双糖和多糖。单糖主要有葡萄糖、果糖和半乳糖，是糖的最基本组成单位。由两分子单糖缩合而成的产物称为双糖。由很多个单糖分子缩合而成的高分子产物称为多糖。单糖和双糖均可溶于水，微溶于醇，不溶于醚，其水溶液都有甜味。多糖则不溶于水、醇和醚，溶液不具有甜味。比如淀粉就是多糖，你啃一口生土豆，是不是吃着没甜味？

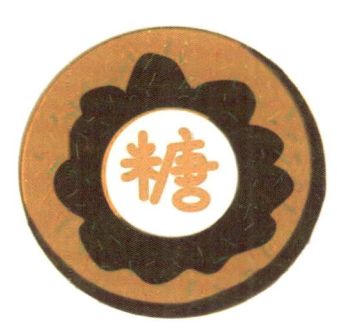

E. 食品中维生素的检测。

维生素是人体正常生命活动所必需的一类天然有机化合物。维生素作为机体内各种酶或辅基的组成部分，调节生理代谢过程，不能供给机体热量，也不是构成组织的基本原料。

食品中的维生素含量主要取决于食品的品种，不同的维生素相对集中于某些品种的食品；维生素含量与食品的加工工艺和储存条件也有关，许多维生素对热、光、氧、酸碱度的变动

很敏感，因而烹调不合理或储存不当都会损失大量维生素。

F. 食品中灰分的检测。

现在说说灰分。首先说明，灰分不是灰，我们也不用吃土。灰分主要包含人体必需的无机盐，含量较多的元素有钙、镁、钾、钠、硫、磷、氯七种，约占灰分总量的80%，含量较少的微量元素有铁、铜、锌、锰、碘、氟、钴等。由于食品在灰化时，碳、氢、氧以及某些易挥发元素会挥发散失，某些金属氧化物或盐类会发生变化，而食品中还可能混入泥沙、尘埃等杂质，因此，灰分并不准确地表示食品中原来的无机盐的总量。通常把食品灼烧后的残留物叫总灰分。那么灰分检测有什么作用呢？测定灰分指标可以评定食品是否被污染、是否掺假。

G. 食品中无机盐的检测。

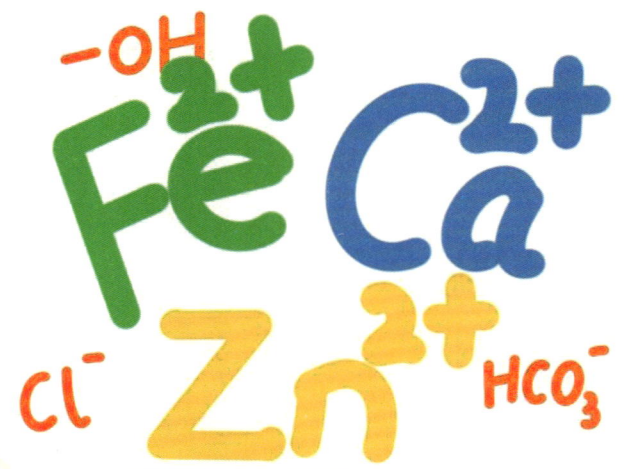

食品中含有大量的无机盐，用于维持人体正常的生理功能，既包括钙、镁、钾、钠、硫、磷、氯等宏量元素（也就是含量较多的元素），也包括铁、铜、锌、锰、碘、氟、钴等微量元素（也就是含量较少的元素）。钙可以形成机体骨骼、牙齿等硬组织，也可以影响细胞膜的离子通透性。硒是人体必需的微量元素之一，可以抑制化学物质的致癌作用。

（2）食品中其他物质的检测。

A. 食品中食品添加剂的检测。

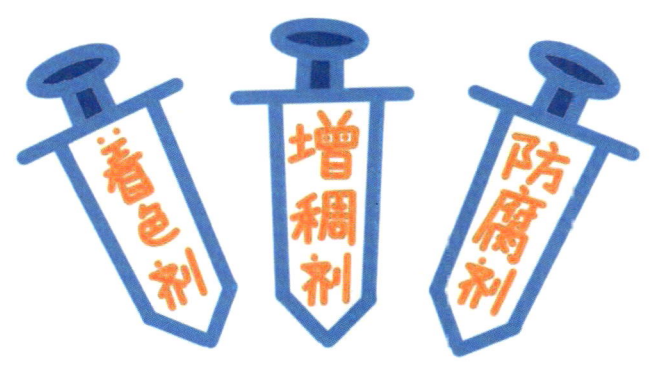

很多人看到食品添加剂就摇起了头，其实大家不需要紧张。食品添加剂是指为了改善食品品质和色、香、味，以及为防腐和因加工工艺的需要而加入食品中的化学合成物质或者天然物质。食品添加剂包括防腐剂、着色剂、甜味剂、增稠剂、抗氧化剂等。合理使用食品添加剂，可以提高食品质量，防止食品腐败变质，改善食品的感官性状。但是滥用食品添加剂，如使用不合格的或禁止使用的添加剂,会造成食品污染,甚至食品中毒。只要在标准范围内添加食品添加剂,是没有问题的。因此,食品检测包括检查是否是允许使用的食品添加剂,是否超过允许的使用限量。

B. 食品中有毒有害物质的检测。

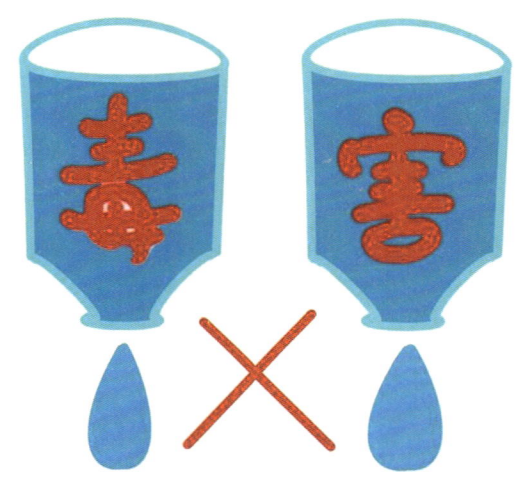

在食品种植、生长、收获的过程中,以及储存、运输、加工、销售、烹饪、食用各个环节中,都有可能存在有毒有害物质的污染。例如:适量使用农药可以促进农业生产,但是滥用或过度使用农药将导致食品中农药残留超过卫生标准,危害人们的健康;食物因生产或者储存不当引起微生物污染,食品发生霉变,产生真菌毒素〔如黄曲霉毒素(AFT)〕,不利于人体健康;食品加工方法不当产生的有害物质,如在腌制、发酵过程中形成的亚硝胺,也会损害人体健康。

*食品中农药残留的检测。

农药包括六六六、滴滴涕、氯丹等有机氯农药,敌敌畏、甲拌磷、稻丰散等有机磷农药和甲奈威等其他农药。农药易溶于丙酮、石油醚等有机溶剂,大部分不溶于水。有机氯农药的慢性毒性较强,多数为神经毒物和细胞毒物。有机磷农药的急性毒性强,保管和使用不当会引起人畜中毒。

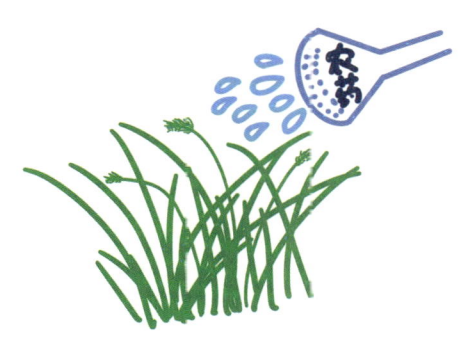

*食品中黄曲霉毒素的检测。

黄曲霉毒素广泛存在,是黄曲霉和寄生曲霉等真菌污染粮食及其制品、饲料所产生的代谢产物,是一类结构相似、毒性和致癌力很强的化合物。1993年,黄曲霉毒素就被世界卫生组织(WHO)的癌症研究机构划定为1类致癌物。

大家平时嗑瓜子、吃花生时吃到苦的,就得吐出来,因为其很有可能因为霉变含有黄曲霉素等。

*食品中亚硝胺的检测。

亚硝胺类化合物包括二甲基亚硝胺、二乙基亚硝胺等对称性亚硝胺,甲基乙基亚硝胺、甲基丙基亚硝胺等不对称性亚硝胺,以及亚硝胺吡咯烷、亚硝胺哌啶等。亚硝胺类化合物具有较强的毒性和致癌性,例如对称性亚硝胺主要引起肝癌,不对称性亚硝胺主要引起食管癌。

本节作者简介

杨志翔　助理研究员

四川省疾病预防控制中心理化检验所

（四）从吃得饱到吃得好，营养健康不可少

随着人们生活水平的提高，大家对物质文化生活的需求日益增加。以前是吃不饱，每天发愁吃什么；现在是不但吃饱了，还要研究怎么才能吃得好。今天，我们就来看看营养专家的推荐。本书参考了一般人群膳食指南，适用于2岁以上健康人群。

1. 准则一：食物多样，合理搭配

食物多样是平衡膳食的基础，合理搭配是平衡膳食的保障。那么什么是平衡膳食呢？平衡膳食指一段时间内膳食组成中的食物种类和比例可以最大限度地满足不同年龄、不同能量水平的健康人群的营养和健康需求。食物可以分为五大类：谷薯类、蔬菜水果类、畜禽鱼蛋奶类、大豆坚果类和油脂类。不

同食物所含营养不同，只有多种食物组成的膳食才能满足人体对能量和各种营养的需求。建议平均每人每天摄入12种以上食物，每周25种以上，合理搭配。每天都应摄入谷薯类、蔬菜水果类、畜禽鱼蛋奶类和大豆坚果类食物。

要坚持谷薯类为主的平衡膳食模式。谷薯类食物含有丰富的碳水化合物，是人类最经济的能量来源，也是B族维生素、矿物质、蛋白质和膳食纤维的重要来源。与精制米面相比，全谷物和杂豆可提供更多的B族维生素、矿物质和膳食纤维等营养成分。薯类含有丰富的淀粉、膳食纤维以及多种维生素和矿物质。因此，我们推荐每天摄入一定量的全谷物、杂豆和薯类食物。推荐每天摄入谷薯类食物200~300g，其中全谷物和杂豆类50~150g，薯类50~100g。

如何做到食物多样？我们建议"小分量，多几样"。比如一份午餐，每个菜都小份化，这样不仅丰富了餐桌，还能增加食物种类。同时，同类食物常变换，比如午饭主食是米饭，晚饭主食就是馒头，变着花样吃。不同食物巧搭配，要做到粗细搭配、荤素搭配、深浅搭配。一顿饭粗粮和细粮要搭配合理，精制米面容易升高血糖，搭配粗粮可以互相弥补不足。肉和菜也可以一起做，比如什锦砂锅，营养丰富。在食物色彩上也可以进行搭配，比如什锦蔬菜，既营养又美观。

2. 准则二：吃动平衡，健康体重

目前，我国大多数人缺乏运动锻炼，能量摄入相对较

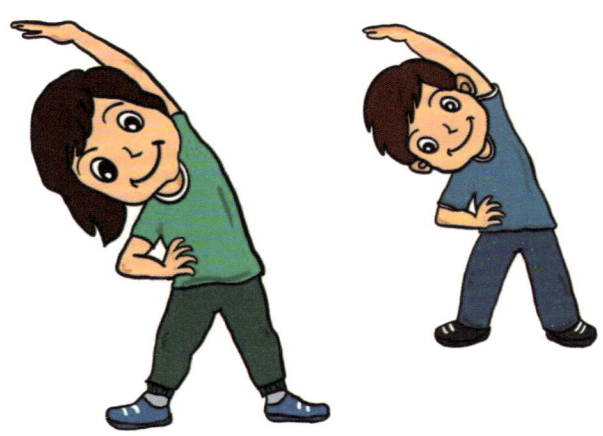

高。这些不良习惯会导致超重和肥胖的发生率逐年增加,冠心病、糖尿病等"富贵病"也成为不可忽视的问题。健康成人(18~64岁)体质指数(BMI)应在18.5~23.9kg/m²。各年龄段人群都应天天运动,保持健康体重。每周至少有5天进行中等强度身体活动,累计150分钟以上,平均每天主动身体活动6000步,减少久坐时间,每小时起来动一动。

能量是维持生命活动的基础,但也不可摄入过多。很重要的一点是做到食不过量。那么,什么是食不过量呢?简单来说,就是每天摄入的各种食物所提供的能量不超过人体所需能量。如何做到食不过量呢?我们建议大家吃饭要定时定量,细嚼慢咽,避免过快进食导致无意中摄入更多食物,同时每顿饭少吃一两口,对于易胖体质人群,更要做到适当限制进食量,减少高能量食品摄入,糖分含量高、脂肪含量高的食品要限制。不论在家还是外出,我们都提倡分餐制,根据各人身体情况定量分配，且尽量减少外出就餐，避免外出就餐导致不自觉地增加食物摄入量。

我们的身体每时每刻都在进行新陈代谢。人体代谢的最佳状态是达到能量摄入与能量消耗的平衡，而唯一能自我调节的能量消耗就是身体活动，所以我们每天应尽可能动起来，把身体活动和工作生活结合起来，如上下班时可以提前一站下车走路等。工作中也要减少久坐时间，争取每小时起来活动一下，尽量少看手机、电视和电脑，多进行散步、打球、瑜伽等活动。另外，可以在家里常备一个电子秤，每天早上空腹测量体重，随时掌握"动"与"吃"的平衡。

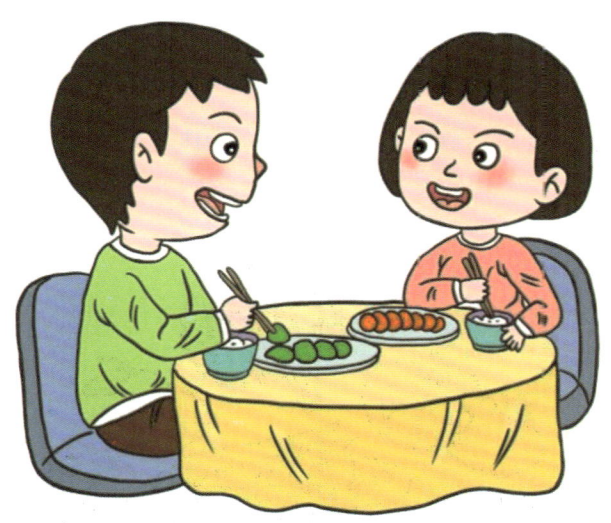

3. 准则三：多吃蔬果、奶类、全谷、大豆，适量吃坚果

蔬菜水果是维生素、矿物质、膳食纤维和植物化学物的重要来源。奶类富含钙，是优质蛋白质和B族维生素的良好来源。全谷物是膳食纤维和B族维生素的重要来源。大豆富含优质蛋白质、必需脂肪酸、维生素E，并含有大豆异黄酮、植物固醇等多种植物化学物。坚果富含脂类和多不饱和脂肪酸、蛋白质等营养素，适量食用有助于预防心血管疾病，好处多多。

我国居民蔬菜摄入量低，水果摄入长期不足，这是制约平衡膳食和导致某些微量营养素不足的重要原因。蔬菜水果不仅富含维生素、矿物质、膳食纤维，能满足人体微量元素需求，还能保持人体肠道正常功能以及降低慢性病的发生风险；同时，蔬菜水果中各种植物化学物、有机酸和芳香物质能够增

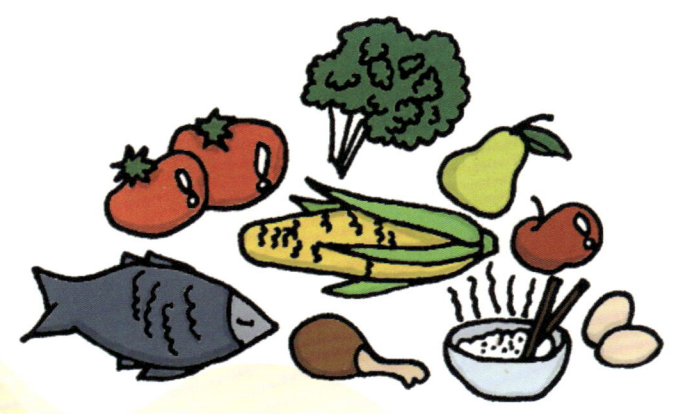

进食欲，帮助消化，促进健康。建议餐餐有蔬菜，保证每天摄入不少于300g新鲜蔬菜，深色蔬菜应占50%以上。天天吃水果，保证每天摄入200~350g新鲜水果。注意果汁不能替代鲜果。

　　对于蔬菜水果的选择，我们建议"壹鲜、选色、多品"。什么是重鲜？就是果蔬要新鲜，无论是蔬菜还是水果，放置时间过长会导致水分流失，营养物质会打折，有些蔬菜腐烂还会产生亚硝酸盐，危害人体健康，所以应买来就吃，避免长期储存。那什么是选色呢？蔬菜分为深色蔬菜和浅色蔬菜。前者是指深绿色、红色、紫红色等颜色的蔬菜，如菠菜、胡萝卜、西红柿、紫橄榄等，富含β-胡萝卜素，是我国居民膳食维生素A的重要来源（维生素A对眼睛好）。这些深色蔬菜应占到蔬菜总摄入量的50%以上。不同颜色的果蔬搭配摄入，是实现食物多样性的有效手段之一。什么是多品？我们所吃的蔬菜水果尽可能多样化。值得注意的是，水果除了根据颜色和甜度来区分，还可以根据季节区分，夏秋季节是水果最丰盛的季节，我们推荐挑选当季时令水果，做到多样化。

　　菜买回来了，就该煎炸煮焖烤了。让我们来学习一些烹饪技巧，达到保持蔬菜营养的目的吧。①先洗后切，尽量用流水冲洗蔬菜，洗后尽快加工处理。②开汤下菜，沸水能破坏蔬菜中的氧化酶，降低其对维生素C的氧化作用，同时维生素B和维生素C都属于水溶性维生素，对热敏感，过分加热会有所损失。因此开汤下菜，掌握适宜温度，是保持蔬菜营养的有效

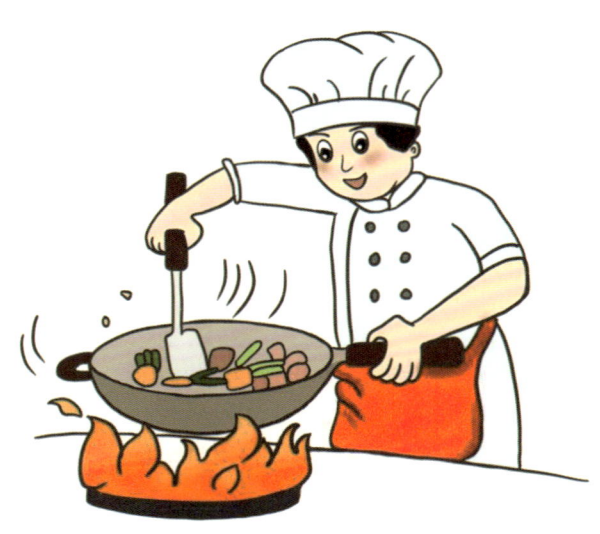

手段之一。③急火快炒,缩短加热时间,可减少营养素流失,但菜豆类蔬菜(如四季豆)加工时应充分加热煮熟。④炒好即食,尽快食用已做好的菜,避免反复加热,蔬菜储存时间过久会产生亚硝酸盐,危害人体健康,所以剩菜剩饭尽量少吃或者不吃。

奶类是钙和优质蛋白质的重要来源,我国居民长期钙摄入不足,推荐吃各种各样的奶制品,每天饮用液态奶300mL,这样可以提高钙的摄入量。我们应当尽可能选择多种奶制品,实现餐饮多样性。与液态奶相比,酸奶、奶酪等的风味各不相同,其蛋白质含量也不同。例如,可以在早餐饮用200~250mL液态奶,中午补充100~125mL酸奶,把牛奶当作膳食组成的必需品,养成每天一杯奶的好习惯,营养多多。对于乳糖不耐受的人，建议饮用酸奶或者低乳糖奶产品，可以少量多次饮用，并与谷物类食品一起吃，不空腹喝奶。

全谷物食品是近年来的网红食品，它是指配方中含有全谷物原料，且其质量占成品质量的比例不少于50%的食品（以干重计算）。全谷物食品推荐每天摄入50~150g，相当于一天谷物的1/4~1/3。全谷物食品包括但不限于全谷物面包、燕麦片等，或者是主食制作中加入些小米、玉米、全麦粉等。

大豆富含脂肪、蛋白质和其他有益成分，建议经常吃豆制品。大豆包括黄豆、青豆和黑豆。常见的豆制品分为发酵类和非发酵类，发酵类有腐乳、豆豉等，非发酵类有豆浆、豆腐干、豆腐脑等。豆制品经过发酵，蛋白质部分分解，容易消化吸收，味道也好。

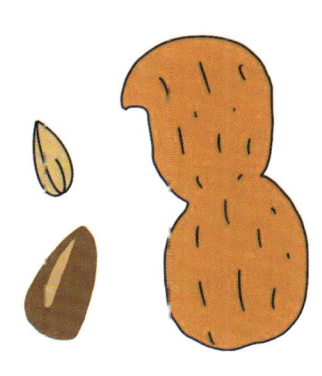

近年来各种品牌的坚果比较风靡，但我们吃坚果要适量，不宜过量。坚果属于高能量食物，推荐平均每周食用50~70g，相当于每天带壳的葵花籽20~25g（手掌伸出去，抓一把半），或者花生15~20g，或者核桃2~3个，或者板栗4~5个。原味坚果为首选。再说一遍，坚果能量较高，不要贪嘴。

4. 准则四：适量吃水产品、禽、蛋、瘦肉

好了，说了这么多素的，也该开开荤了。水产品、禽、

蛋、瘦肉富含优质蛋白质、脂类、脂溶性维生素和矿物质等，但所含脂肪较多、能量较高，摄入过多可增加肥胖和心血管疾病的发病风险，要适当控制摄入量。水产品脂肪含量相对较低，且含有较多不饱和脂肪酸，对预防心脑血管疾病有一定作用，可作为首选。禽类脂肪含量也相对较低，其脂肪酸组成优于畜肉。畜肉类脂肪含量较多，但瘦肉中含量比较低，所以选择多吃瘦肉。蛋类营养价值全面，但是胆固醇含量高，不宜摄入过多。我们建议水产品、禽、蛋类和瘦肉摄入要适量，平均每天120~200g。每周最好吃2次水产品或300~500g，畜禽肉类300~500g，蛋类300~350g。

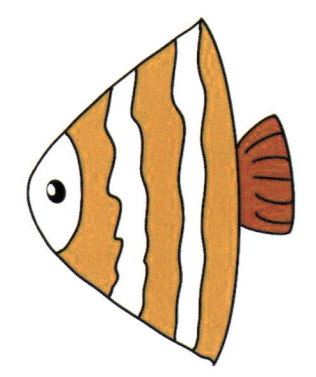

我们常吃的水产品有鱼、虾、蟹和贝类。此类食品富含优质蛋白质、脂类、维生素和矿物质。蛋白质含量为15%~22%，脂肪含量为1%~10%，含有一定量的维生素。鱼类脂肪多由不饱和脂肪酸组成，且海水鱼比淡水鱼更为显著。

我们常吃的禽类有鸡、鸭、鹅，蛋白质含量为16%~20%，鸡肉蛋白质含量最高，鹅肉次之，鸭肉相对较低。脂肪含量为9%~14%。维生素以维生素

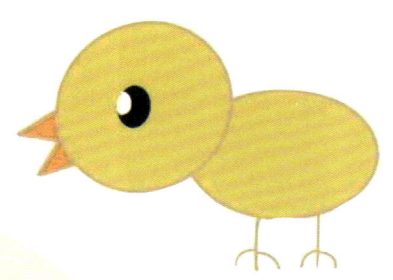

A和维生素B为主，其肝脏中维生素含量较多。矿物质含量在内脏中较高，其中肝脏和血液中含铁十分丰富，喜欢吃的朋友不要错过。

畜肉类包括猪、牛、羊肉等，因其为暗红色，俗称为"红肉"。蛋白质含量为10%~20%，牛、羊肉蛋白质含量高，可达20%左右，猪肉蛋白质含量较低。畜肉类脂肪含量较高，平均为15%，猪肉最高，羊肉次之，牛肉最低。其肝脏中富含维生素A。

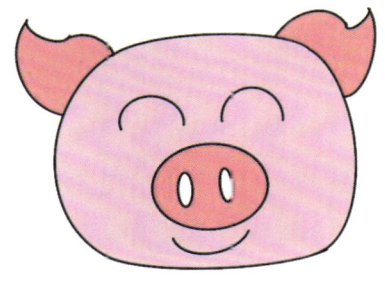

蛋的营养成分大致相同，主要就是个头大小不一样。最常食用的鸡蛋是优质蛋白质的来源，其蛋白质含量为13%左右，脂肪含量为10%~15%，维生素含量丰富，鸡蛋所含维生素和矿物质主要集中在蛋黄，对健康有益。

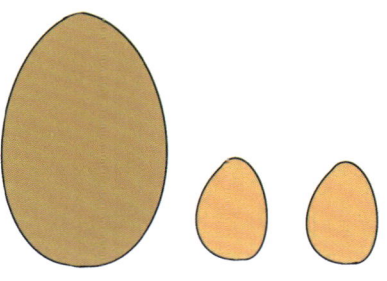

因此吃鸡蛋不要丢弃蛋黄，也不要听别人说鸡蛋的胆固醇高就不吃，适量吃蛋类有益身心健康。

那么怎么吃荤才能吃出健康呢？首先控制总量，分散食用，最好每餐可以见到肉，每天可以见到蛋，以便更好地发挥蛋白质互补作用。切小块烹制，小分量是食物多样和控制总量的好办法，方便进食者知晓摄入量。在外就餐时，减少肉类摄入，点餐时注意荤素搭配，清淡为主，尽量用水产品和豆制品代替禽畜肉。此外，还需注意少吃肥肉和油炸熏烤肉类，多蒸煮。

5. 准则五：少盐少油，控糖限酒

食盐是烹饪时不可或缺的调味品之一。我国居民食盐摄入量过高，因此要减少食盐摄入，培养清淡口味，逐渐做到量化食盐。推荐成人每天食盐摄入量不超过5g。

烹调油包括植物油和动物油，是人体必需脂肪酸和维生素E的重要来源。目前我国居民脂肪摄入过多，而过多脂肪摄入是超重和肥胖的危险因素。因此要少吃油炸食品，推荐成人每天烹调油摄入量为25~30g。

添加糖是纯能量食物，摄入过多会引发龋齿和肥胖，对于儿童青少年来说更需注意。含糖饮料是添加糖的主要来源，建议不喝或者少喝含糖饮料，少吃糖类含量高的食品。我们建议控制添加糖的摄入量，每天摄入不超过50g，最好控制在

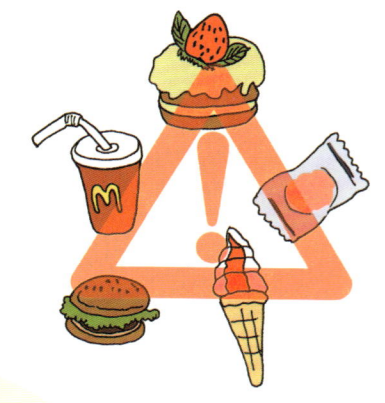

25g以下。建议少吃糖，少喝饮料。

酒的主要化学成分是乙醇（酒精），过量饮用可以引起肝损伤，也是痛风、心血管疾病和癌症的危险因素，因此特殊人群如儿童青少年、孕妇、乳母及慢性病患者不应饮酒。成人如饮酒，一天饮用的酒精量不超过15g。

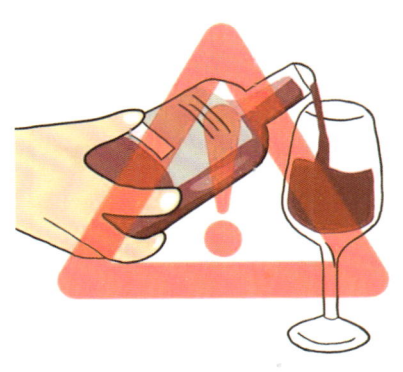

6. 准则六：规律进餐，足量饮水

规律进餐是实现合理膳食的前提，要做到定时定量、饮食有度，不暴饮暴食。不要遇到喜欢吃的就猛吃，遇到不喜欢吃的就一点都不吃。我们推荐早饭提供的能量应占全天总能量的25%~30%，午饭占30%~40%，晚饭占30%~35%。

水是人体组织和细胞的重要组成部分，饮水不足可影响人体正常生理功能，所以每天要主动、足量饮水。成人每天喝7~8杯水（相当于男性每天喝

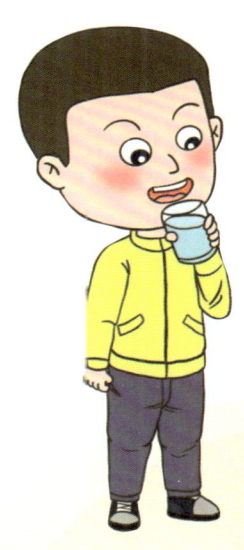

水1700mL，女性每天喝水1500mL），提倡饮用白开水和茶水，不喝或少喝含糖饮料，绝不能用饮料代替水。

7. 准则七：会烹会选，会看标签

在选择食材时要选择新鲜的食物，首选当地应季食物，不食用野生动物。制备食物时，要果蔬洗净，生熟分开，食物必须完全煮熟（达到70℃以上时有助于确保安全）。在储存食物时，原则是保持新鲜，避免污染。要及时放进冰箱，但也应该牢记冰箱不是保险箱，尽快吃完储存的食物。常温储存时要注意防虫防鼠，不与药类混放，远离有毒有害物品，如杀虫剂、灭鼠剂、消毒剂等，不然被污染可就糟糕了。

同时，我们要掌握查看食品标签的能力，合理选择预包装食品（就是人们通常所说的包装类食品）。预包装食品在外包装上的食品标签通常标注了食品的生产日期、保质期、配料、营养成分、质量（品质）等级等，要注意观察辨别。小部分人群对某类食品有过敏反应，购买时应仔细查阅食品标签，注意避免食用。同时，要慎选高盐、高油、高糖食品，对于外卖和在外就餐，要根据就餐人数适量点餐，荤素搭配。最后，学习健康烹饪方法、传承中华传统饮食，多蒸煮、少煎炸，调味品也以天然香料为主，享受食物天然美味。

8. 准则八：公筷分餐，杜绝浪费

锄禾日当午，汗滴禾下土。谁知盘中餐，粒粒皆辛苦。这

首耳熟能详的古诗表达了对来之不易的粮食的珍惜之情。食物是人类不可或缺的生存资源，我们既要吃得饱、吃得好，也要注意勤俭节约，不要铺张浪费。要做到按需采购，合理储存。每餐最好按需制备，小份量分餐食用，剩余的饭菜可以合理利用，及时放入冰箱储存。食物制备要生熟分开，剩菜第二顿进行加热或再加工时一定要热透。在外就餐，我们提倡分餐、简餐、份饭、使用公筷，倡导节约、卫生、合理饮食，避免铺张浪费和公共夹菜的不良习惯。无论何时，都应推行"光盘行动"，吃不完的东西应当打包带走。

最后，我们提倡回家吃饭，享受食物，感受亲情。自己动手烹饪食物可以带来生活乐趣，促进家庭和谐，更易控制油、盐、糖的摄入量。与家人一起进餐，比单独进餐更能做到食物多样化，同时还能增进家人之间的感情，养成良好的卫生习惯，一举多得，吃得开心，身体倍棒！

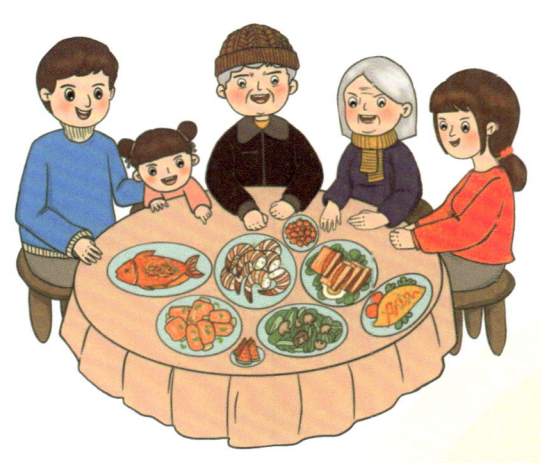

主要参考文献

中国营养学会.中国居民膳食指南(2022)[M].北京:人民卫生出版社,2022.

本节作者简介
周玉锦　主管医师
四川省疾病预防控制中心营养与食品卫生安全所

二、环境卫生

（一）无处不在的空气

1. 空气污染现状

近年来，我国的社会经济发展取得了长足进步，但前些年粗放型的经济发展方式、"先污染后治理"的落后生态观念以及能源消费结构的相对落后等因素，导致我国的生态环境面临越发严峻的挑战，尤其是空气污染等问题对居民正常的生产活动构成了严重威胁。数据资料显示，2018年在全球180个国家和地区中，中国环境质量排名第120位。2018年全国338个城市中，有121个城市空气质量达标，城市空气质量达标率是35.8%。

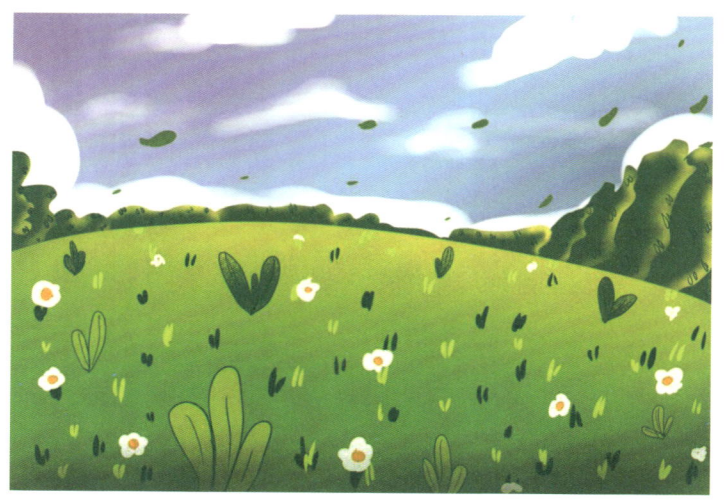

2. 空气污染物的来源

那么究竟是谁这么可恶要污染空气呢？其实环境空气污染物的来源可以分为自然污染源和人为污染源两大类。自然污染源是由自然原因形成的，如森林火灾、火山爆发等。人为污染源是由人们从事生产生活活动造成的，人为污染源又可分为固

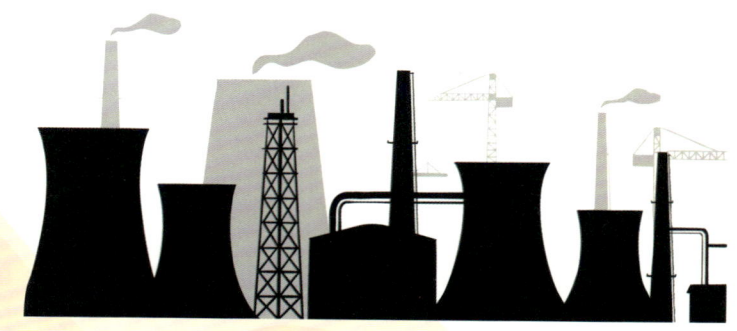

定污染源(如烟囱、工业排气等)和流动污染源(如汽车、火车等)。两者相比,人为污染源数量更多,污染时间更长,影响范围更大,是空气污染物的主要来源。

3. 空气污染物的分类

空气污染物一般分为四大类:物理性污染物(如噪声、电磁辐射等)、化学性污染物(如SO_2、NO_X、H_2S、PM2.5等)、生物性污染物(经空气传播的病原微生物和植物花粉等)和放射性污染物(如氡、α射线、β射线等)。其中,化学性污染物种类最多、污染范围最广。危害较严重的空气污

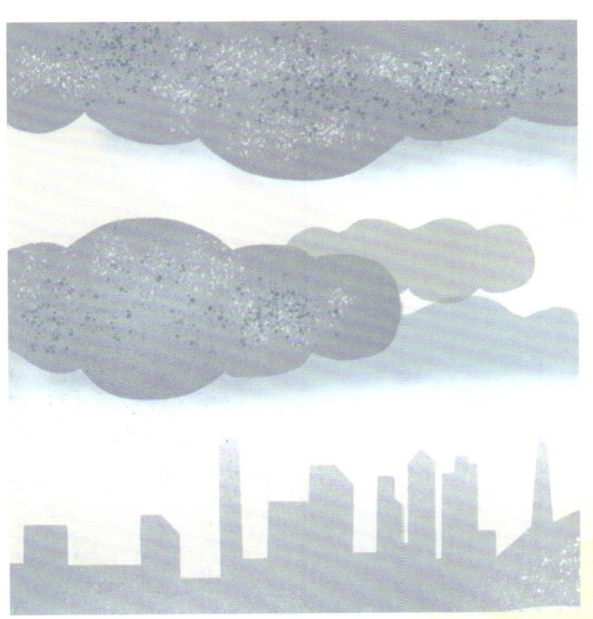

染物有颗粒物、硫氧化物、氮氧化物、一氧化碳、多环芳烃（PAH）、氟化物、光化学氧化剂和二噁英等，我们在平时的交通、工作、装修中都可能遇到它们，真是防不胜防啊。

4. 空气污染物对人体健康的影响

空气污染物主要是通过口、鼻进入人体，皮肤接触为次要途径。国内外研究表明，空气污染物对人体的呼吸系统、心血管系统、神经系统等都会产生不良作用。

（1）呼吸系统。

大量研究表明，所有类型的空气污染物，在高浓度环境下首先会造成呼吸系统疾病。长期暴露在低浓度污染物环境中可以引起鼻喉刺激、呼吸困难等呼吸系统症状。所以要远离这些污染环境。如果不得不在这种环境中工作怎么办？当然是要改善工作环境，并且做好防护，另外还得定期检查。

（2）心血管系统。

每年冬天，南方的一些地方总会出现一氧化碳中毒事件，主要就是因为太冷了得烤火，但又没有注意通风。一氧化碳的毒性主要是影响氧气的供给与利用，一氧化碳与血红蛋白的亲和力

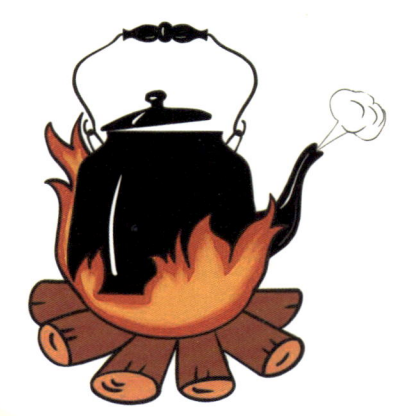

是氧气的300倍以上,当人体吸入含一氧化碳较高的空气后,一氧化碳会抢先与血红蛋白结合,使血红蛋白丧失运输氧气的能力,造成人体器官缺氧,导致组织受损甚至死亡。一氧化碳中毒会导致人体多个器官受损和生理功能丧失(特别是高耗氧器官,如心脏、大脑等),进而导致机体反应缓慢、难以集中注意力、谵妄等症状。所以记住:"烤火必开窗,关窗先灭火。"

颗粒物也是个坏家伙,除了对人体呼吸系统造成损伤,还会影响人体的凝血功能,同时也会诱导血栓的形成,造成心脏血管阻塞,使心肌梗死的发生风险增大。所以该戴口罩时就要戴口罩。

(3)神经系统。

空气中的二噁英等有机化合物,以及铅、汞等重金属具有神经毒性,人体接触过量的以上物质后,会出现神经系统症状,如睡眠和记忆障碍、手颤、视物模糊、易疲劳、易怒、言语不清等。有关研究发现,长期暴露在含铅量较高的空气中,会导致多巴胺、谷氨酸和 N-甲基-D-天冬氨酸(NMDA)的受体遭到破坏,然而这几种物质对记忆功能起着重要作用,所以记性变差的人就得看看是不是接触了这些污染源。也有研究表明儿童的智力发育会受到二噁英的不利影响,二噁英会导致人神经传导的速度降低。

保护环境人人有责,为你,为我,为大家!

本节作者简介

师春立　主管医师

四川省疾病预防控制中心环境与学校卫生消毒所

(二)消毒

1. 什么叫消毒?

消毒指杀灭或清除传播媒介上的病原微生物,使其达到无害化的处理。大家不用记,明白就行。

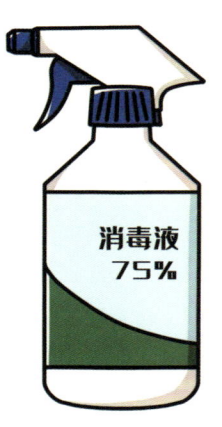

2. 消毒因子

消毒因子包括物理消毒因子、化学消毒因子和生物消毒因子,或其组合而成的复合消毒因子。消毒因子作用于目标微生物,使目标微生物的结构和性能发生变化,杀死或清除目标微生物。

(1)物理消毒因子。

利用物理原理作用于目标微生物的因子即物理消毒因

子，其效果可靠，无有害物质残留，往往是消毒工作中的首选方法。

A. 热力消毒法：

热力消毒法指用各种热来处理各种微生物，包括干热消毒法和湿热消毒法。常见的干热消毒法有烘烤、红外线照射、焚烧和烧灼等。湿热对物品的热穿透力强，常见的湿热消毒法有煮沸消毒、流通蒸汽消毒、巴氏消毒、压力蒸汽灭菌和间歇灭菌等。

B. 紫外线消毒法：

波长240~280nm的紫外线具有杀菌作用，其中又以波长253.7nm的紫外线杀菌能力最强。紫外线消毒法适用于空气、平坦光滑物品表面和流动水的消毒处理，一般不用于灭菌处理。

C. 电离辐射消毒法：

电离辐射包括X射线、γ射线、α射线等。电离辐射的危害大家都知道，但它们在消毒灭菌方面可以派上用场。电离辐射的波长很短、穿透力很强，特别适用于忌热物品如食品、生物制品、生物组织及药品等的消毒灭菌处理。

D. 微波消毒法：

一般使用的微波频率为915MHz和2450MHz，其可使物质中的偶极子产生高频振动，可杀灭包括芽孢在内的所有微生物，且具有作用温度低、所需时间短、加热均匀等优点。

（2）化学消毒因子。

利用化学原理作用于目标微生物的因子称为化学消毒因子。用化学消毒因子来消毒的方法称为化学消毒法，使用的制剂称为化学消毒剂。但是微生物对化学消毒剂是有抵抗力的，抵抗力由强到弱：朊病毒＞细菌芽孢＞分枝杆菌＞亲水病毒＞真菌＞细菌繁殖体＞亲脂病毒。

化学消毒剂按照杀灭微生物的能力分为：①高水平消毒剂，能杀灭一切细菌繁殖体、病毒、真菌及其孢子等，对细菌芽孢也有一定杀灭作用；②中水平消毒剂，能杀灭分枝杆菌、病毒及细菌繁殖体等微生物；③低水平消毒剂，仅能杀灭细菌繁殖体和亲脂病毒。化学消毒剂应按照个人需求选择。

常见的化学消毒剂有氯和氯化合物消毒剂（如漂白粉、次氯酸钠、二氯异氰尿酸钠）、碘和碘化合物消毒剂、含溴消毒剂、过氧化物消毒剂（如过氧化氢、过氧乙酸、过甲酸和二氧化氯）、醇类消毒剂、醛类消毒剂、季铵盐消毒剂、胍类消毒剂（如盐酸聚六亚甲基胍、氯己定）、酚类消毒剂（如苯酚、甲酚、二甲酚、对氯间二甲苯酚、三氯羟基二苯醚）、气体消毒剂（如环氧乙烷、环氧丙烷、臭氧）等。

（3）生物消毒因子。

生物消毒是指利用植物来源、动物来源、微生物来源抗微生物活性成分和微生物活体等生物消毒因子（也称生物消毒剂）作用于目标微生物达到消毒目的。其主要包括酚类化合物消毒、醌类化合物消毒、精油消毒、生物碱消毒、多糖消毒、多肽消毒、酶消毒、噬菌体消毒。

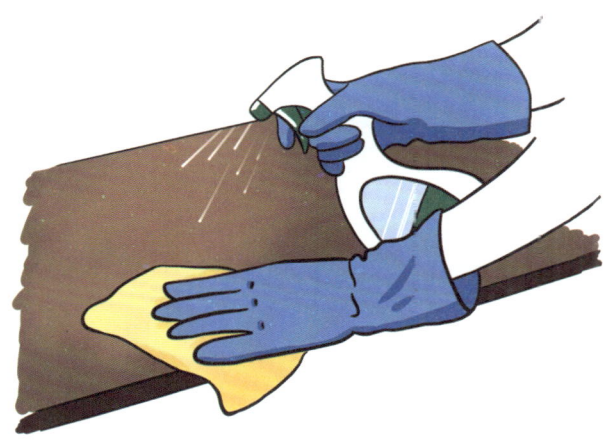

3. 消毒效果影响因素和消毒方法选择

（1）消毒效果影响因素。

消毒起没起作用？这得看消毒因子对微生物作用效果的影响因素。消毒效果主要涉及消毒因子、微生物和作用环境三个方面。消毒因子杀灭微生物的作用除了受消毒因子强度和作用时间的影响，还受微生物种类和数量的影响，以及消毒剂的作用温度、湿度、pH值、有机干扰物等其他因素的影响。所以不要以为消毒剂一喷就万事大吉了。

（2）消毒方法选择。

消毒方法的选择应基于消毒因子作用水平、目标微生物对消毒因子的抵抗力以及消毒因子对人体健康和环境等的危险度。必须使用国家批准的消毒剂和消毒器。我们怎么知道哪些是国家批准的呢？答案是直接在"全国消毒产品网上备案信息服务平台"查询相关信息，使用说明包括在内。要根据消毒对象污染的危害程度，污染微生物的种类、数量和危害性以及消毒物品的性质来选择，同时，消毒人员一定要有自我保护的意识，防止因消毒操作不当对人体造成伤害。还可以拨打疾病预防控制中心的电话，获得专业人士的指导。

4. 预防性消毒

预防性消毒指在没有明确的传染源存在时，对可能受到病原微生物污染的场所和物品进行消毒。要根据传染病预防的需要，有针对性地及时开展清洁卫生与预防性消毒工作，以消除可能的生物危险因素对人类健康产生的不良影响。待恢复常态或通过预防性消毒确定消除对健康的不良影响后即可终止，不需要一直消毒。

那消毒是想怎么消就怎么消吗？当然不是。预防性消毒方案应根据疫情及当地传染病发生风险制订，并以病原体可能污染的范围为依据确定消毒范围和对象。一般情况下，环境和物品等应以清洁为主。对重点环境和物品，可以用消毒剂进行消毒，必要时可对室内空气采用空气消毒器进行消毒。但是室外空气不用消毒，喷了消毒剂也没有用，同时注意不要过度消毒。必要时，可以根据不同场景和评价对象的具体情况，选择相应的标准和规范及时对消毒效果进行评价。

5. 疫源地消毒

（1）基本概念。

发生疫情时，疫源地消毒是必要环节。疫源地消毒是对疫源地内污染的环境和物品的消毒，目的是杀灭或清除传染源排出的病原体。疫源地消毒分为随时消毒和终末消毒。随时消毒指疫源地内有传染源存在时对其排出的病原体可能污染的环境和物品及时进行消毒，目的是及时杀灭或除去传染源所排出的病原体，有一个就灭一个。终末消毒指传染源离开疫源地后，对疫源地进行一次彻底消毒，可以是传染病病人住院、转移或死亡后，对其住所及污染的物品进行消毒，也可以是医院内传染病病人出院、转院或死亡后，对病室进行最后一次消毒。

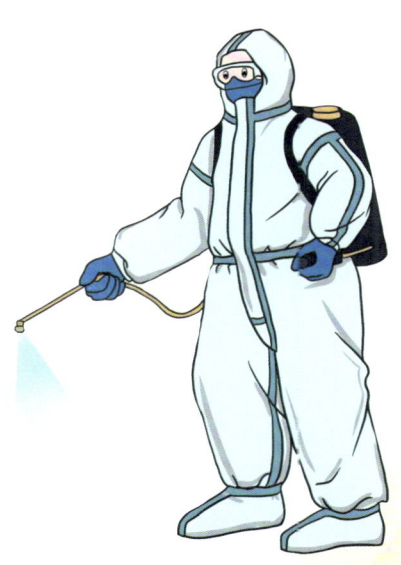

(2) 疫源地消毒方法。

疫源地消毒有严格的流程和要求。消毒范围和对象是以传染源排出病原体可能污染的范围为依据来确定。消毒持续时间以传染病流行情况和病原体监测结果为依据来确定。消毒方法以消毒因子的作用水平、消毒对象的属性、目标微生物的种类为依据选择，同时尽量避免破坏消毒对象的使用价值和造成环境污染。

对于疑似传染病疫源地，也可按该类传染病疫源地进行消毒处理或按不明传染病疫源地的消毒标准进行处理。不明传染病疫源地的消毒应根据流行病学指征确定消毒范围和对象，采取最严格的消毒方法进行处理。为了大家的健康，这是必要的。疫源地终末消毒和随时消毒工作完成后还要填写记录表。

另外，我们在消毒的时候还要注意与其他传染病控制措施配合，比如做好传染源的管理，疫区的封锁、隔离、杀蝇、防蝇、灭鼠、防鼠、灭蚤，做好饮用水、污水、食品的消毒及卫生管理，搞好环境卫生，加强易感人群的保护。

注意：根据病种和病人具体情况，我们应做到"三分开"和"六消毒"。"三分开"指住室（条件不具备者可用布帘隔开，至少也要分床）、饮食、生活用具（包括餐具、洗漱用具、便盆、痰盂等）分开。"六消毒"指消毒分泌物或排泄物、消毒生活用具、消毒双手、消毒衣服和被单、消毒病人居室、消毒生活污水。病人家属和护理人员除做好病人的随时消毒外，还要做好本人的卫生防护，特别是护理病人后要消毒双手。

最后，还需要对疫源地消毒效果进行评价，以保证消毒质量，确保传染病病原体被彻底杀灭，有效阻止其传播流行。最有效的方法是直接检查被消毒物品上还有无病原体存在，通常采用对指示微生物进行检查的间接方法（由于有些病原体很难分离）。所以消毒没那么简单。

主要参考文献

［1］中华人民共和国卫生部．消毒技术规范［S］．2002.

［2］陈昭斌．消毒学概论［M］．北京：人民卫生出版社，2020.

［3］中华人民共和国国家卫生和计划生育委员会．GB 19193—2015疫源地消毒总则［S］．北京：中国标准出版社，2016.

［4］中华人民共和国国家卫生健康委员会．GB 27953—2020 疫源地消毒剂通用要求［S］．北京：中国标准出版社，2020.

［5］中华人民共和国卫生部．GB 15982—2012 医院消毒卫生标准［S］．北京：中国标准出版社，2012.

［6］国家环境保护总局．GB 18466—2005 医疗机构水污染物排放标准［S］．北京：中国环境出版社，2005.

［7］国家卫生计生委. WS/T 466—2014 消毒专业名词术语［S］. 2014.

［8］国家卫生计生委. WS/T 481—2015 地震灾区预防性消毒卫生要求［S］. 2015.

［9］国家卫生计生委. WS/T 700—2020 洪涝灾区预防性消毒技术规范［S］. 2020.

［10］国家卫生计生委. WS/T 774—2021 新冠肺炎疫情期间现场消毒评价标准［S］. 2021.

本节作者简介

李张　副主任医师

四川省疾病预防控制中心环境与学校卫生消毒所

三、学校卫生

（一）家长最关心的问题：学生生长与发育

1. 生长发育的一般规律

生长发育是一个连续过程，既有量变也有质变，具有不同发育阶段。生长发育又有一定程序。各阶段间顺序衔接，不能跳跃。前一阶段发育为后一阶段发育奠定基础，任何阶段发育受到阻碍都对后一阶段产生不良影响。所以学生成长的每个阶段都相当重要。

生长发育速度具有不均衡性，人体生长速度并非直线上升而是快慢交替。生长速度曲线呈波浪式。人一生经历两次突增高峰。第一次在胎儿4个月至出生后1年期，第二次在青春期。这两个时期对于学生长高是相当重要的，一定要把握住。

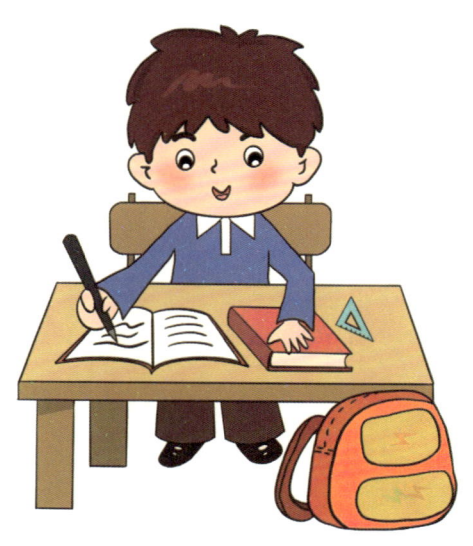

2. 青春期发育的特点

青春期指由儿童发育到成人的过渡期,从体格生长突增开始到骨骼完全融合、躯体停止生长、性发育成熟结束。该时期人体形态、功能、性征、内分泌及心理、行为等方面都发生巨大变化,非常重要。

(1)青春期的形态发育特点。

青春期的形态发育特点很明显,比如身高突增。身高的增幅分别约占男女整个生长发育期的17%和20%,对成年身高起至关重要的作用。其中增幅最大的一年称为"突增高峰年龄",是衡量个体各种青春期发育征象顺序的重要标志,一定要把握住。女孩"突增高峰年龄"早于男孩,故9~10岁左右身高超过同龄男孩，出现第一次交叉。这个时候男孩先不要自卑，女孩突增高峰后生长速度减慢，而男孩的突增却正处于高峰，故13~15岁时男孩平均身高超过同龄女孩，生长曲线出现第二次交叉。形态发育的性别差异伴随生长而逐步变得鲜明。男孩最终形成身材较高大、肌肉发达、上体宽的体格特征，女孩则形成身材相对矮、体脂丰满、下体宽的体格特征。

（2）青春期的功能和运动能力发育特点。

首先是功能发育，特征表现和形态发育相一致，整体上不断趋向成熟。如心率、呼吸频率随年龄增长而下降，血压则随年龄增长而上升。肺活量除随年龄增长而增大外，还存在着显著的性别差异，13岁时女孩肺活量约为男生的92%，而18岁后仅为男孩的70%。

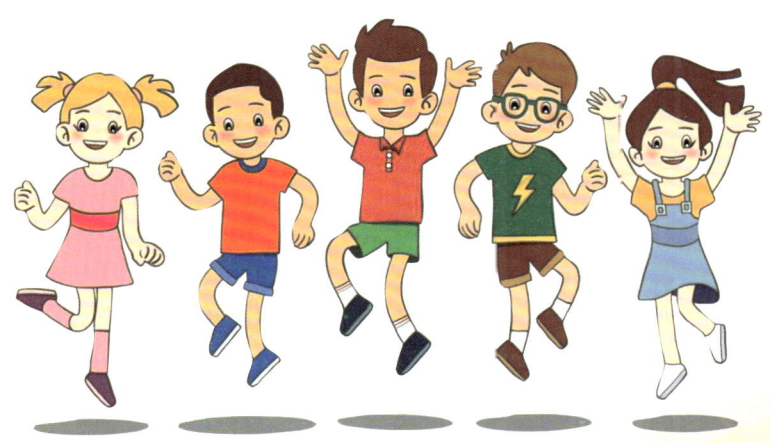

运动能力发展有明显的阶段性。男孩的快速增长发生在7~15岁，15~20岁增长趋缓，20~25岁达一生最高峰。女孩

快速增长期为7~12岁，但13~16岁阶段多数发展呈停滞状，少数甚至下降，16~20岁出现缓慢增长。12岁前男孩各项指标略高于女孩，青春期开始后性别差异迅速扩大。男孩在速度、力量、耐力等方面占优势，女孩则以柔韧、协调、平衡等能力见长。运动能力发展与体育锻炼密切相关。女孩若坚持科学锻炼，可显著克服生理性差异，大幅提高运动能力。所以要给学生选择适合其发育阶段的运动。

3. 心理发展特点

（1）婴儿期心理发展特点。

婴儿期认知发展大致处于感知运动阶段，婴儿只有动作性智力活动，没有表象性和运算性智力活动。

婴儿心理发展的主要表现有粗大运动，如抬头、抬肩、翻身、坐、爬行、站立、行走和跳。精细动作包括视线跟随、手握物、手指动作等。言语从牙牙学语到有明确含义的语言表示。社会性包括表情、微笑和认人等。

（2）幼儿期心理发展特点。

幼儿期心理发展水平取决于动作和言语的发展。动作发展有赖于感知觉、体格和生理功能发展，并且影响幼儿的智力、情绪和个性发展。因此，幼儿的心理筛查和诊断对动作发育水平的评价起重要作用。

幼儿期是口头言语发展的关键期，记忆以无意识记忆、形象记忆和机械记忆为主，记忆持久性发展快，但精确性尚差。

记忆的策略初步形成，记忆容量随年龄增长。思维开始摆脱动作束缚，言语在思维发展中的作用日益增强。思考开始超越时空限制，使行为具备一定的目的性和预见性。但思维还不能离开实物及表象，对事物的概括往往是非本质性的。同时，社会性认识受自我中心限制，随着社交经验的增多，逐渐认识到他人的思维、情感、反应可能和自己不同，从而开始理解他人行动的目的性。基本完成情绪分化，但内抑制能力尚差，情绪不稳定，缺少控制力，常表现得过于强烈和高涨。幼儿期各种社会情感如道德感、理智感和美感等开始发展，且日益加深和丰富。

（3）学龄期心理发展特点。

此期儿童已能逐渐超出知觉的限制，形成守恒概念和可逆性，并能进行具体运算。这个时候注意力、观察力、记忆力全面发展。有意注意时间延长，观察力提高，儿童具有强烈的好奇心。记忆加快由无意识记忆向有意识记忆发展，机械记忆力飞速发展，10岁时达到一生最高峰。思维发展出现转折，从具体形象过渡到抽象逻辑思维，但仍带有较大的具体性，小学4、5年级是实现该过渡的关键期。模仿能力迅速发展，并成为想象力的发展基础。教师成为他们的崇拜对象，成人的言谈举止对其行为塑造起重要作用，家长们一定要树立一个好的榜样。高年级小学生的一些高级情感，如责任感、义务感、集体荣誉感、社会道德感等开始落实到行为表现，远比低年级时深刻。他们不单只简单地"爱好人、恨坏人"，而且能把这种情感从亲人、班级扩大到国家和人民。社会化过程中他们也可因消极、不良因素影响而滋生骄傲、自满、专横、懒散、嫉妒、幸灾乐祸等不健康情绪，所以这个时候家长要好好引导。

（4）青春期心理发展特点。

这个时期的自我意识发展伴随生理、心理剧变，形成独立性和依赖性、自觉性和幼稚性的，错综复杂的矛盾表现，成人感和独立意向发展，希望参加成人活动，渴望得到尊重，希望享受与成人相同的权利。同时，自我意识强度和深度增加，强烈渴望认识和了解真正的自己。常照镜子，注意服饰与仪表，很在乎别人对自己的评价。往往把自己看作受人观察的对象，而较少主动观察别人。易夸大自己的情绪感受，认为自己的体验独一无二，以为自然和社会法则只对别人产生作用，可能导致冒险行为发生，家长要注意。这个阶段对异性的好奇转化为朦胧的异性眷恋、向往和接近倾向。表面上男女界限分明，但内心都怀着神秘感，渴望并想象接近对方。表面上回避和疏远，实际上敏锐地注意着对方的举止言行和身体变化。表面上在异性面前拘谨、羞涩，实际上常用爱美、出风头、冒险行为、恶作剧来吸引异性注意。这个时期的认知发展有了很大的变化，思维活动已超出具体的、感知的事物，其开始凭借演绎推理、对规律的归纳和对因素的分解来解决抽象问题。感知活动已相当精确和概括，理解记忆取代机械记忆而占主导地位。抽象逻辑思维能力发展更迅速，其能正确掌握概念并进行判断和推理。形式逻辑思维开始处于优势并进入成熟期，辩证逻辑思维迅速发展。

（二）学生的常见病有哪些？

目前，中国儿童青少年的常见病主要包括视力不良和近视、龋齿和牙周病、缺铁性贫血、营养不良和肥胖、脊柱弯曲异常、肠道蠕虫感染等。

1. 视力不良和近视

通常用标准对数视力表检查视力，凡眼睛辨认5m以上目标的视觉能力低于正常者，称为视力不良。这个时候远处平行光线经眼屈光系统不在视网膜前聚焦成像导致物体形象模糊不清。检出视力不良不要慌，应去医院眼科散瞳验光，明确诊断视力不良的性质（近视、远视等）和程度，遵医嘱处理。

视力低下和近视不一样。各种屈光不正（近视、远视、散光）、弱视以及其他眼病均可造成视力低下，但视力低下大多由近视引起。在视力低下中，近视所占比例，小学生为50%~60%（其余多为生理性远视），中学生为70%~90%，大学生达90%以上。

近视是遗传因素和环境因素综合作用的结果，比如学习负担过重，近距离用眼时间过长，学习环境采光、照明条件差。所以应劳逸结合，注意照明条件。姿势不良也是影响因素，如躺着看书、在车厢等活动场所看书、看书写字姿势不良等。睡

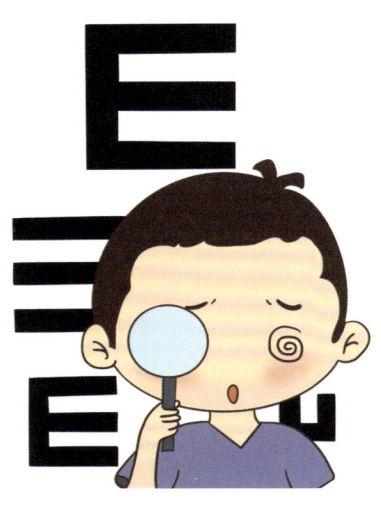

眠和活动性休息时间不足也可能导致近视。近视的遗传因素主要表现为高度近视（-600度以上）患者，多数属常染色体隐性遗传。双生子研究提示，在决定近视发生的个体差异中，65％受遗传因素影响，35％由环境因素决定。不过不要因为父母近视就觉得学生反正要近视而放任不管，要做好预防工作。

  近视的预防是重点。首先限制近距离用眼时间，增加活动性休息，看书、使用电子设备的时间不要太长，阅读与书写时坐姿要端正，保持适当眼书距离。加强体育锻炼，增加室外活动，在绿色环境中使眼睛充分放松和调节，多去公园等地方玩耍对眼睛有好处。坚持做眼保健操，合理补充优质蛋白质、钙和多种维生素，限制精制糖摄入，避免降低巩膜弹性，导致眼轴伸长。同时还要改善学习环境，如优化自然采光或人工照明，课桌椅和书本、计算机等其他学习工具。一年两次定期检查视力，早期发现视力下降，及早采取措施控制近视发生和发展。

得了近视怎么办？最常用的、首选的近视矫正方法是配戴眼镜，原则是不要过度矫正，以获得较好视力的低度凹透镜为宜，轻度近视者可用双焦距眼镜矫治，以减轻近距离用眼时的调节负担。有的人爱美，不喜欢框架眼镜，青睐隐形眼镜。注意要正确掌握隐形眼镜的适应证和注意事项。有条件者可以选择角膜塑形镜来控制度数的增长，不过花费有点高。此外，还可以选择药物治疗或手术矫治。比如阿托品类制剂可以降低屈光度，改善眼睫状肌的痉挛状况。但毕竟"是药三分毒"，一定要遵医嘱。手术矫治主要适用于25岁以上成人，不适用于儿童青少年。儿童青少年发育尚未成熟，角膜厚度受限，故术后回退率很高，相隔时间越久远越明显。

2. 龋齿和牙周病

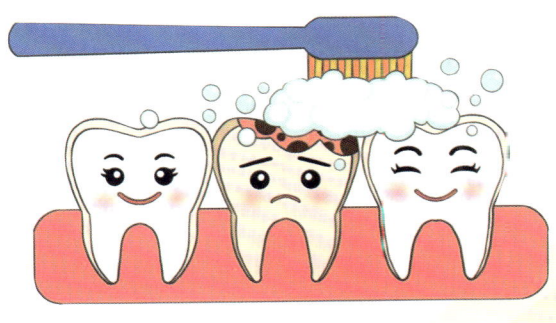

龋齿俗称"蛀牙"。针对龋齿发生的四联因素（细菌、食

物、宿主和时间），我们可以采取以下综合措施。

（1）加强口腔保健宣教。

要教育儿童从小认识到口腔保健的重要性，培养良好的卫生习惯。学校跟家长密切配合，督促孩子从小注意口腔清洁，养成早晚刷牙、饭后（或吃糖果后）漱口、睡前不吃食物的习惯。

（2）掌握并传授正确的刷牙方法。

孩子很少自己就明白如何刷牙，所以需要家长帮忙。要指导儿童采用正确的竖刷方法，刷上牙内外面时从上往下刷，刷下牙内外面时从下往上刷，刷咬合面时前后拉动着刷，各牙面和缝隙均应仔细刷到，尤其要注意磨牙的咬合面。如果还不明白的话，可以问问口腔医院的医生。为有效去除牙菌斑，每次刷牙的时间不少于3分钟，时间短了达不到效果，时间长了刷着累。刷牙的最佳时间是进食后3分钟，刷牙后充分漱口。根据儿童年龄，选择大小适宜的儿童牙刷。刷牙后应将牙刷冲洗干净，牙头向上，放通风处存放。牙刷不宜使用过久，3个月左右即应更换，以免细菌在牙刷上滋生，不要舍不得换。

（3）定期检查口腔。

除了好好刷牙，我们还要定期检查口腔，每年应保证1~2次检查，及早发现龋齿并治疗，防止龋齿进一步发展。口腔检查后应认真分析检查和治疗结果，修订预防措施，调整治疗方案。如果放任不管，到时候修复可就贵多了。

（4）合理营养和体育锻炼。

我们还要关注营养和锻炼。日常饮食中注意摄入钙、磷、维生素（尤其是维生素D），适当补充豆类、乳类、肉类、蛋类等，以及芝麻、鱼虾等富含钙的食物，纤维素含量高的蔬菜等。喜欢喝茶的朋友注意，茶叶含氟量较多，可适当饮用或用茶水漱口，不过也要记得刷好牙、漱好口，同时也要限制精制糖的摄入，尤其不多吃黏稠甜食、奶糖和甜点心。要是这些糖粘在牙上，相当于给了细菌生长繁殖的条件。另外要加强体育锻炼和户外活动，获得足够的阳光，促进牙齿发育，增强抗龋能力。晒太阳有助于合成维生素D，但是注意不要晒伤了。

（5）药物防龋齿。

加氟是世界公认的有效防龋方法，有全身加氟法和局部加氟法两种。前者主要是在低氟地区对饮用水进行加氟处理。那么怎么加呢？这个就要分情况了，不同地区水源含氟量不同。有一个指标叫氟牙症指数（反映人体氟量），若氟牙症指数大于0.6，则不需饮水加氟。其实局部加氟法适用范围更广，如用0.2%氟化钠每周漱口一次，每次含漱两分钟，含漱前后清水漱口。另外还有牙面涂氟、氟离子透入等。现在很多医院都可以给学生涂氟。使用含氟牙膏刷牙是最简便易行的方法，对乳牙、恒牙均有良好的防龋作用。

（6）窝沟封闭。

利用合成高分子树脂材料的强大防腐蚀能力，针对磨牙的咬合面窝沟、各牙间的点隙裂沟等釉质发育的薄弱结构，对牙面的窝沟进行封闭，形成一道屏障，隔绝口腔致龋因素侵害窝内。窝沟封闭防龋效果明显，可使患龋率下降60%~99%。为防止涂料脱落，应定期检查和复涂，一定要去专业的医疗机构。

牙周病是常见的口腔疾病，可造成牙周组织长期慢性感染，炎症反复发作，严重影响口腔健康。预防牙周病的关键是控制和消除牙菌斑，清洁牙齿，刮除牙石，同时注意补充维生素。

3. 缺铁性贫血

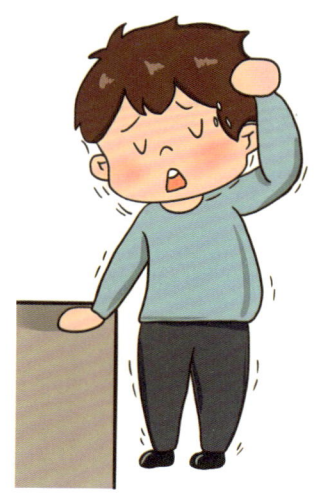

（1）缺铁性贫血的危害。

即使是轻度的缺铁性贫血，也会对儿童青少年的生长发育和健康产生不良影响。缺铁性贫血影响体内几十种含铁细胞酶的活性，导致细胞呼吸障碍，阻碍生长发育，使儿童青少年的体力（尤其是肌力和耐力）明显下降。缺铁性贫血还会造成血红蛋白合成减少，红细胞携氧及输送氧气功能减弱，导致大脑及身体组织慢性缺氧，使学习能力下降，甚至导致行为异常。缺铁性贫血还能降低免疫系统功能，使儿童青少年容易罹患呼吸道疾病、消化道疾病。缺铁性贫血危害众多，不得不防。

（2）缺铁性贫血的防治。

培养良好的饮食习惯，不挑食、不偏食。定时定量进餐，不以糕点等零食代替正餐。豆制品含铁量较高，蛋类尽管铁吸收率很低，但含铁丰富（每100g蛋黄含铁7mg），蔬菜铁吸收率低，但同时摄入维生素C可使铁吸收率显著增加。主食尽量选用含铁量比大米高的粗面粉，增加芝麻、绿叶蔬菜、蘑菇、木耳、虾皮、鱼、海带等含铁丰富的食物。也可以合理应用强化铁食品，比如强化铁奶粉、强化铁饼干、猪血饼干和含铁饮料等（多含易被吸收的二价无机铁），但强化铁食品不宜过量摄入，避免铁的摄入量超过需要量。

不光要预防，还要积极治疗。体检的时候检测血红蛋白浓度可以早期发现贫血。由于女孩的生理特性，已来月经的女孩要注意补充含铁及蛋白质丰富的食物，月经过多者应加服铁剂以补充需要。同时医生会根据贫血的轻重程度决定是否采用铁剂治疗，贫血明显的儿童可使用铁剂治疗，首选药物为容易吸收的低价铁剂，较大年龄的儿童可选用硫酸亚铁片剂等口服，年龄小的儿童宜服2.5%硫酸亚铁合剂，服用中查贫血的恢复情况，一定要遵医嘱。对疾病导致的贫血应治疗原发病及对症治疗，不仅要在医生的指导下使用铁剂，还要配合科学膳食等综合措施，才能收到较好的矫治效果。

4. 营养不良和肥胖

营养不良指营养素摄入不足、吸收不良或过度损耗所造成的营养不足，但也包括营养过剩。营养不良的预防：摄入富含优质蛋白质的食物，膳食均衡，合理搭配；防治导致营养不良的原发病；积极锻炼，纠正不良卫生习惯，保证充足睡眠。

近年来，随着我们生活水平的提高，学生肥胖患病率迅猛上升，严重危害儿童青少年的身心健康，而且明显增加糖尿病、高脂血症、高血压、肿瘤等成年期疾病的发病风险。

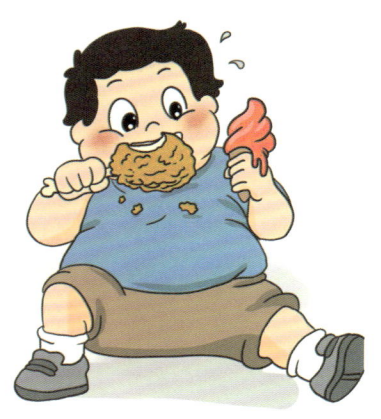

肥胖有两种类型：一种是单纯性肥胖，主要由摄入太多、缺乏运动等引起；另一种是继发性肥胖，由神经和内分泌功能失调或代谢性疾病引起。儿童青少年时期的肥胖绝大多数为单

纯性肥胖。我国20世纪80年代肥胖检出率很低，20世纪90年代开始，肥胖检出率迅速增加，目前城乡学生肥胖检出率呈增长趋势，部分大城市肥胖检出率接近发达国家水平。

肥胖受遗传因素影响，有一定家族倾向。肥胖也受其他因素影响，比如过多摄入高热量、高脂肪、高糖类食物，缺乏活动。不良的生活、饮食习惯，如吃饭速度快、晚上进食多、爱吃甜食、边吃饭边看电视等都易导致肥胖。另外，家长文化程度越低，儿童肥胖患病率越高，原因是文化水平低的家长不知道肥胖的危害，反而认为白白胖胖是健康的表现，往往鼓励孩子多食，而且更倾向于购买那些价廉而热量高的食物，并且自己吃饭也无节制，其饮食行为方式对子女产生不良影响。所以家长要做好自身管理。

肥胖的防治很重要。儿童要养成良好的饮食习惯，纠正偏爱高糖、高脂、高热量饮食的不良习惯。家长也不能闲着，应掌握科学的儿童营养知识，不应把进食量多少或以吃某种食物作为对儿童的奖惩手段。肥胖儿童应限制过量进食，热量、蛋白质和其他营养素摄入要做到既保证满足生长发育所需，又能使储存脂肪逐渐减少。加强体育锻炼与户外活动是预防肥胖发生的主动措施，应养成每天坚持锻炼的良好习惯。"每天锻炼一小时，健康生活一辈子。"低强度、有节奏、持续一定时间的有氧运动，如慢跑、快步走、爬山、游泳、有氧体操等，能消耗体内多余脂肪。

5. 脊柱弯曲异常

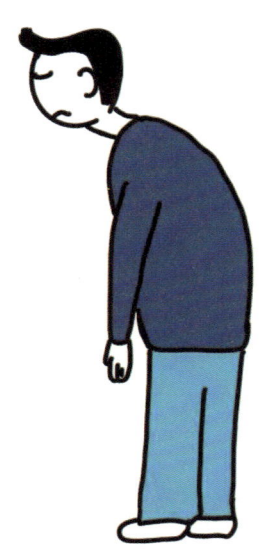

众所周知，正常脊柱有一定的弯曲弧度。脊柱弯曲异常指脊柱弯曲超出了正常生理范围，其按成因和性质可分为先天性脊柱弯曲异常和后天性脊柱弯曲异常。后天性脊柱弯曲异常又分为姿势性脊柱弯曲异常和病理性脊柱弯曲异常两类。绝大多数儿童青少年脊柱弯曲异常属于姿势性脊柱弯曲异常，主要表现有脊柱侧弯、后凸（驼背）、前凸、平背（直背）等。

（1）脊柱弯曲异常发生的原因。

一是长期姿势不良，包括不良的站姿、坐姿、走姿等。儿童青少年脊柱周围肌肉、韧带尚未发育成熟，长期姿势不良会造成双侧肌肉紧张度不平衡，引起椎间盘软骨变形，使脊柱弯曲程度逐渐增加，导致胸部变形。所以养成良好的站姿、坐姿习惯非常重要。

二是桌椅高矮不合适。桌椅高度相差太大（桌过高、椅过矮）会导致坐姿不正，这是引起学生脊柱弯曲异常的重要原因。

三是体育锻炼缺乏。体育锻炼既有利于学生舒展身心、消除疲劳，也有助于纠正不良姿势，减少不良姿势的持续时间。

研究显示，"以静代动"的生活方式导致学生脊柱弯曲异常检出率显著上升。所以体育锻炼也是极为重要的。

四是营养不足和体质羸弱。营养不足、体质羸弱的儿童青少年，其骨骼肌得不到充分发育，在同样条件下更容易发生脊柱弯曲异常。所以儿童青少年要好好吃饭，不挑食，实现营养均衡。

（2）脊柱弯曲异常的预防控制。

脊柱弯曲异常危害那么大，一定要注意防范。

一是保证充足的体育锻炼。要保证学生有充足的时间参加双杠、平衡木、跳箱、垫上运动、仿操等能加强腰、背、腹、肩部的肌肉力量，具有脊柱保健作用的运动，不要占用体育课。

二是调整桌椅高度。学校应按照《学校课桌椅功能尺寸及技术要求》（GB/T 3976—2014）为学生提供合格的课桌椅，并在每学期期末、开学时定期检查，及时调整，提高课桌椅的合格率。

三是定期筛查，早期发现。我国现行的筛查标准是《儿童青少年脊柱弯曲异常的筛查》（GB/T 16133—2014）。建议按照最新的标准对儿童青少年脊柱弯曲异常进行定期筛查，从而及早矫正。

四是矫正脊柱弯曲异常。功能性脊柱弯曲异常通过加强体育锻炼、纠正不良姿势、增加营养等措施即可自行矫正，不需治疗。对于病理性脊柱弯曲异常者，需先治疗其原发病和脊柱外结构畸形,再对脊柱进行矫正,这个过程比较复杂。

6. 肠道蠕虫感染

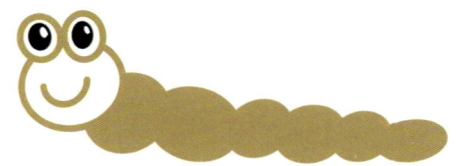

什么是肠道蠕虫感染?肠道蠕虫感染是蠕虫寄生人体引发的感染性寄生虫病。肠道蠕虫感染在农村地区高发。常见蠕虫有40余种。儿童青少年以蛔虫和蛲虫的感染率最高。

(1)导致肠道蠕虫感染的因素。

一是不良的卫生环境。肠道蠕虫感染主要由人接触被蠕虫污染的环境引起。用未经处理的粪便做肥料、随地大小便,均可造成虫卵的环境性污染,其通过家畜、家禽、苍蝇携带,或随灰尘飞扬,从鼻咽部被吸入、咽下而导致感染。

二是不良的个人卫生习惯。不良的个人卫生习惯可增加人感染蠕虫的概率。不剪指甲、没有洗手习惯、喝生水、生吃未洗净的瓜果蔬菜、把手指放在口里吮吸等,可导致蛔虫感染风险增加。

(2)肠道蠕虫感染的预防控制。

肠道蠕虫感染不可怕,让我们一起消灭它。

一是培养良好的个人卫生习惯,提升自我防治意识和卫生技能。针对其经口感染的特点,从严把住"病从口入"关,避免交叉感染、重复感染。

二是使用驱虫药。通过口服驱虫药、外用驱虫软膏等方法，可有效降低蛔虫的患病率和感染度。注意用药必须遵医嘱。

三是改善环境卫生，消除传染源。大力改善学校、社区环境卫生，及时处理污物，消除蚊蝇孳生地。加强粪便管理，杜绝虫卵污染环境。乡村地区要大力改厕，推广堆肥、沼气池等粪便无害化处理，将粪便中的虫卵杀死后再用作肥料，切断肠道蠕虫感染的传播途径。

本节作者简介

周亮　主管医师

四川省疾病预防控制中心环境与学校卫生消毒所

四、职业卫生

世界卫生组织（WHO）将人类生命过程分为三个阶段：一是生命孕育阶段，指从生命发生的一瞬间开始至青少年时期；二是职业生命阶段，指20岁至60岁；三是晚年生命阶段，指60岁以后，这个时候就该颐养天年了。在这三个阶段中，职业生命阶段是一个人从事职业活动最具活力的阶段，在整个生命过程中占有重要的地位。此阶段是一个人创造财富、为社会做贡献的主要阶段，不仅对个人至关重要，也与国家富强和民族兴旺密切相关。同时，生命孕育阶段可以看作职业生命准备阶段，而晚年生命阶段的健康与生活质量亦与青壮年时期的职业生命质量密切相关，可视为职业生命阶段的"延续"。一句话，职业生命阶段起到了承上启下的作用。毫不夸张地说，职业生命阶段的健康，对个人、社会、国家都至关重要。

四、职业卫生

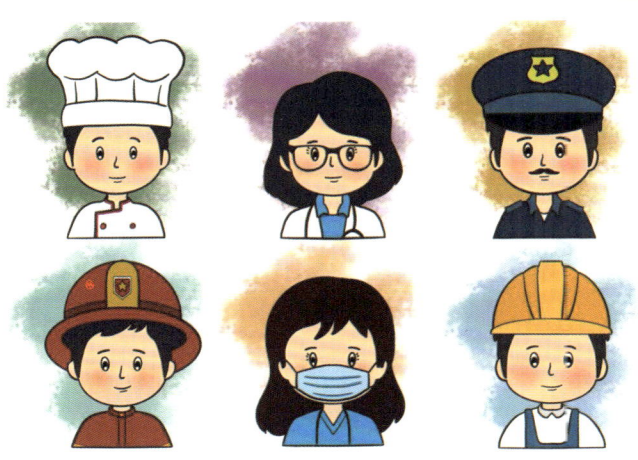

（一）职业卫生，事关你的"半条命"

职业卫生学其实是预防医学的一个分支学科，是对工作场所内产生或存在的职业性有害因素及其健康损害进行识别、评价、预测和控制的一门学科。其目的是预防职业性有害因素所致的健康危险，保护劳动者。职业卫生学保护的是职业生命阶段的健康，而对于大多数人来说，职业生命阶段都超过了整个生命过程的一半，因此说职业卫生事关我们的"半条命"。

（二）警惕"恐怖杀手"，解密职业性有害因素

职业性有害因素按其来源可分为三大类。

其一是生产工艺产生的有害因素。比如化学因素包括生产性毒物和生产性粉尘，如铅、汞、苯、一氧化碳、有机磷农药、矽尘、煤尘、水泥尘等；物理因素包括高温、高湿、低温、高/低气压等异常气象条件，噪声，振动，紫外线、红外线、激光等非电离辐射，X射线、γ射线等电离辐射；生物因素包括炭疽杆菌、布氏杆菌、真菌、寄生虫及某些植物花粉等。

其二是劳动过程中的有害因素，比如不合理的劳动组织和作息制度、劳动强度过大、心理紧张、长时间不良姿势或使用不合理的劳动工具等。

其三是生产环境中的有害因素，包括自然环境因素、厂房布局不合理和空气污染等，如炎热季节太阳辐射，厂房采光不

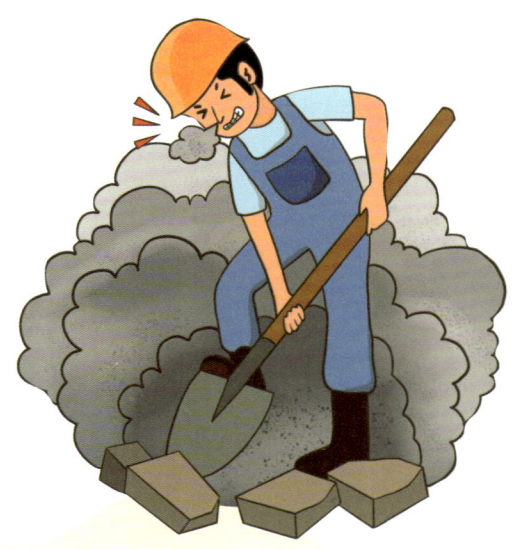

足、通风不良，有毒气体泄漏导致空气污染等。保护措施是必不可少的。

那么职业性有害因素到底有多少种呢？《职业病危害因素分类目录》（国卫疾控发〔2015〕92号）中所列的职业性有害因素共六大类459种，包括粉尘52种、化学因素375种、物理因素15种、放射性因素8种、生物因素6种、其他因素3种。而在我国，接触人数最多的职业性有害因素包括噪声、生产性粉尘（煤尘、矽尘）以及苯、铅等生产性毒物，不可不防。

那么这些职业性有害因素如何危害人体呢？职业性有害因素主要通过呼吸道进入人体，也可以经消化道和皮肤进入人体。其来源、理化性质、接触方式不同，会对神经系统、呼吸系统、血液系统、消化系统、泌尿系统、生殖系统、免疫系统等造成多种损害。

比如噪声可引起职业人群听力损伤，病人一般经历由生理变化到病理改变的过程，即先出现暂时性听力下降，通过休息，听力可以恢复正常。但是如果长期反复接触噪声，就会造成不可逆的听力下降。

生产性粉尘指在生产过程中（如矿山开采、隧道挖掘、冶金工业、机械制造、建筑材料制造、纺织工业、化学工业等）形成的，能长时间飘浮在空气中的固体颗粒。生产性粉尘可引起呼吸系统疾病，主要是尘肺病，还可导致粉尘沉着症、棉尘症、变态反应性肺泡炎、支气管炎、哮喘等。石棉、放射性矿物、镍、铬、砷等粉尘还可引起肺部肿瘤。这些疾病基本上无法治愈，所以一定要注意。

生产性毒物主要来源于原料、中间产品、成品、副产品、夹杂物或废弃物，有时也可来自分解及反应产物。劳动者接触生产性毒物后可引起职业中毒，如苯中毒、铅中毒、汞中毒等。此外，苯、砷、氯乙烯等还可引起职业性肿瘤。在生产性毒物中，有一些有毒气体需要格外引起注意，因其毒性较强，短时间接触即可造成损伤，严重者甚至导致死亡，其中的典型代表就是硫化氢。硫化氢是一种剧毒性无色气体，具有"臭鸡蛋样"气味。人接触低浓度的硫化氢时，会刺激眼和呼吸道；高浓度硫化氢可引起头痛、头昏、肺水肿；当硫化氢浓度超过 $1000mg/m^3$ 时，甚至可在数秒内引起呼吸骤停、心跳停止，俗称"电击样"死亡。

劳动者接触放射性因素后引起的全身或局部损伤，称为放射病，放射病在临床上分为急性放射病、亚急性放射病和慢性放射病。放射性因素可引起骨髓等造血系统损伤，表现为白细胞减少和感染性出血，还可引起呕吐、腹泻等消化道症状，以及精神萎靡、意识障碍、抽搐等精神症状，也要注意。

（三）劳动者不得不知道的事

劳动者在工作过程中接触职业性有害因素后有可能导致职业病。根据《中华人民共和国职业病防治法》的规定，要构成职业病必须具备四个条件：①必须是用人单位的劳动者（个体户不行）；②必须是在职业活动中发生的（如果是个人天天唱"卡拉OK"引起听力下降，那可不算职业病）；③必须是因接触有毒有害因素引起的；④必须是《职业病分类和目录》中的疾病。

在我国，目前法定职业病共十大类132种，其中最常见的是接触粉尘引起的职业性尘肺病，还有接触噪声引起的噪声聋、接触苯引起的白血病、接触铅等化学物质引起的化学中毒。以2020年为例，全国共报告各类职业病17064例，其中最多的是职业性尘肺病，有14367例，占全部职业病的80%以上。尘肺病是在生产过程中长期吸入粉尘发生的以肺组织纤维化为主的疾病。尘肺病引起的肺组织纤维化是不可逆的，一旦罹患，即使脱离粉尘作业环境，尘肺病仍会不断加重。尘肺病也是一种古老的疾病，在我国，北宋孔平仲所著《谈苑》中就有"贾谷山采石人，石末伤肺，肺焦多死""医不能疗"的描述，这也是世界上已知关于职业病的最早记录。除职业病外，劳动者还容易患上一类疾病，这类疾病尚未列入法定职业病目录，但是又和职业活动密切相关，我们称之为"工作有关疾病"，常见的有焦虑、抑郁、神经衰弱、高血压、消化性溃疡、腰背痛等。目前，《职业病分类和目录》正在修订之中，有可能在不久的将来，肌肉–骨骼疾病、精神和行为障碍等会被纳入其中。

（四）我的健康我做主

　　劳动者如果怀疑自己得了职业病，应该怎么办呢？《中华人民共和国职业病防治法》规定，劳动者可以在用人单位所在地、本人户籍所在地或者经常居住地依法承担职业病诊断的医疗卫生机构进行职业病诊断，且承担职业病诊断的医疗卫生机构不得拒绝劳动者进行职业病诊断的要求。职业病诊断费用由用人单位承担，所以劳动者并不需要操心。不过申请职业病诊断需要到专门的职业病诊断机构，并非任何一家医疗卫生机构都可以诊断。一般来说，设区的市均指定有职业病诊断机构，一般为市疾病预防控制中心或职业病防治医院。

　　由于大多数职业病目前尚缺乏特效治疗，因此，有效的预防措施才是防治职业病的关键。用人单位是防治职业病的第一责任人。《中华人民共和国职业病防治法》规定，用人单位需满足职业病防治要求，比如保障职业病防治所需的资金投入，采用有效的职业病防护设施，为劳动者提供个人使用的职业病防护用品，优先采用有利于防治职业病和保护劳动者健康的新技术，设置报警装置，配置现场急救用品，开展职业病危害因素日常监测等。

　　劳动者依法享有以下职业卫生保护权利：职业卫生培训、健康检查、职业病诊疗、了解危害因素、要求用人单位提供符合防治职业病要求的职业病防护设施和个人使用的职业病防护用品、改善工作条件等。对违反职业病防治法律法规以及危及生命健康的行为提出批评、检举和控告，如果遇到没有职业病防护措施的工作，劳动者可以拒绝，要果断"SAY NO"。

总而言之，防治职业病需要卫生健康部门、用人单位以及劳动者共同努力。尤其是用人单位，需要承担起职业病防治主体责任。劳动者同样要学习职业健康知识，掌握防尘口罩、耳塞、防毒面具等个人防护用品的使用方法，保护自己的健康与安全。

主要参考文献

[1] 2020年全国职业病报告情况[J]. 中国职业医学，2021，48（4）.

本书作者简介

王辉　主管医师

四川省肿瘤医院院感科

五、放射卫生

(一) "小男孩"的诞生

1945年8月6日,一颗叫"小男孩"的原子弹被美国战略轰炸机在日本广岛上空投下,45秒后,原子弹在离地600米空中爆炸,立即发出令人眼花目眩的强烈的白色闪光,广岛市中心上空伴随着震耳欲聋的爆炸声,一道蓝白色的极其强烈的亮光闪过,一个紫红色光点腾空而起,迅速化作急速膨胀的巨大火球,白色烟柱很快升至3000米高空,逐渐形成蘑菇状烟云。烟云不断翻滚上升,一直升到15000米高空。广岛眨眼间陷入火海。据统计,爆炸导致广岛约12平方千米的市中心几乎被夷为平地,近5万幢房屋完全被毁,可以说广岛瞬间就变成了废墟。广岛当日有7.1万人死亡,大多数人因为高温瞬间蒸发,6.8万人受伤。随后有大量的人死于辐射引起的癌症,也有因为辐射流产和发育畸形的胎儿。这是人类历史上第一次使用核弹攻击,造成了不可预估的伤害。

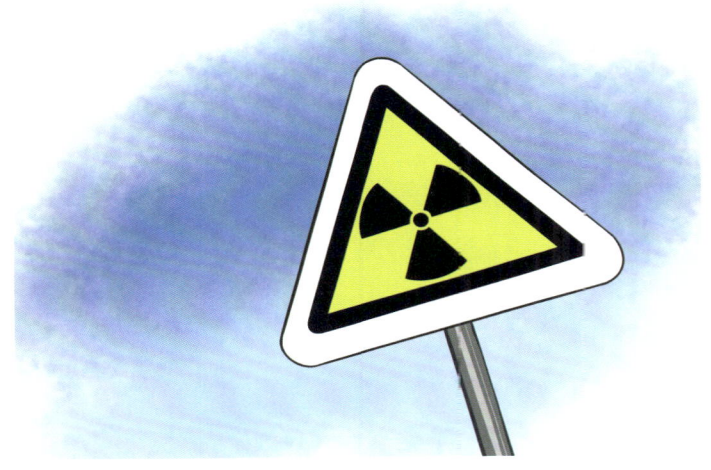

(二)什么是辐射

首先我们要了解"核"。我们知道物质是由分子构成的,分子又是由原子构成的。原子是由一个微小的、带正电荷的核子和围绕核的带负电荷的电子云组成。自然界中有些原子是稳定的,有些原子是不稳定的。我们大多数辐射都来自不稳定的原子。原子核自发转变(裂变、衰变等)过程中释放出的各种微观粒子和电磁辐射或能量,就是我们说的核辐射。

1. α射线

原子电离发射出2个带正电质子和2个不带电中子组成α粒

子的过程叫作α衰变。这种衰变产生的α射线在空气中只能传几厘米，一张纸或者皮肤就能阻隔α射线，这是电离辐射中穿透力最弱的，在体外对人的伤害相对较小。

2. β射线

原子电离发射出电子（$β^-$或$β^+$）的过程叫作β衰变。这种衰变产生的β粒子的穿透力比α粒子强，需要几毫米厚的铝板才能阻挡。

3. γ射线

电子–正电子的湮灭等亚原子粒子相互作用产生的高频电磁辐射叫作γ射线，其穿透力极强，需要厚的铅砖才能阻挡。体外可以给人造成损伤。

4. X射线

我们在生活中常遇到X射线，它也是电磁辐射，是由阴极发射出的电子束轰击阳极的靶材料产生的，可由人工精确产生。

（三）辐射其实离我们很近

很多人感觉除了核战争，辐射离我们的生活很远，但恰恰相反，我们受到的80％辐射都来自天然源，只有20％来自人工源（人工源主要来自辐射的医学应用）。

1. 天然源

天然源大致有宇宙射线、陆地源、氡气、食物和饮用水中的源四类。其中宇宙射线是外辐射的主要天然源，陆地源也就是我们常说的环境本底，氡气是土壤里存在的惰性气体，食物和饮用水中的源可能含有某些原生核素和其他一些放射性核素。

2. 人工源

人工源包括军事、医疗、工业生产以及家庭应用，可以说是无处不在。就平均而言，医疗辐射贡献了所有人工辐射的98％。

医疗辐射主要有：①放射医学，也就是我们常作为医疗诊断的CT、DR（这里要注意磁共振不属于医用放射源）；②核医学，比如SPET、PET等；③放射治疗（主要用于治疗

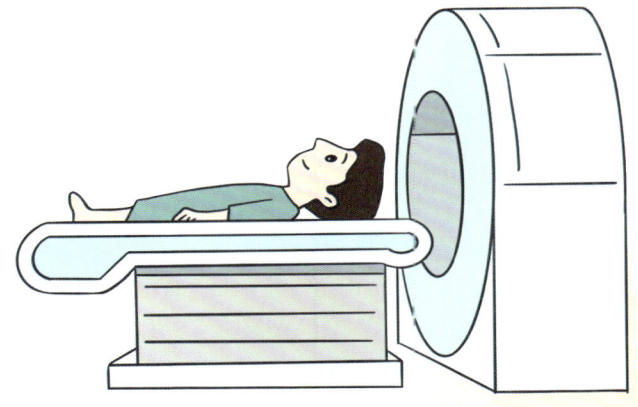

癌症，也是我们常说的放疗），如直线加速器、远距离放射治疗、近距离放射治疗等。

军事上的人工源包括核潜艇、原子弹、氢弹等。

工业生产上的人工源包括核电站，用于灭菌、食品保存、病虫害消除的辐照装置，焊缝探伤设备，测量材料厚度、水分、密度、料位等的核仪表，分析物质组成的分析仪以及安检常见的行包仪等。

家庭中常见的人工源有烟雾探测器。

（四）辐射有哪些伤害呢？

说到防护，我们就要先谈谈辐射对人体的伤害。辐射可以产生细胞水平的效应，通常由对染色体中DNA链的直接损伤导致细胞死亡和改变。损伤或死亡的细胞足够多时，会引起器官功能障碍，甚至死亡。此外，还可能发生细胞不死亡的DNA损伤，这种损伤如果不能完全修复，引起的细胞畸变将直接反映在后来的细胞分裂中，最终可能致癌。辐射也是可以用来诊断和治病的，也给我们带来了很多帮助。但我们从专业的角度来说，还是要谈谈辐射的两类有害效应。

1. 确定性效应

确定性效应也叫组织反应，是可以预见的，其发生的可能性和严重程度都与受到辐射的剂量相关。受辐射的组织或器官中有足够数量或比例的细胞损伤或死亡,从而导致临床可以检查出的严重损伤与功能障碍。超过阈值剂量,效应确定会发生。

2. 随机性效应

随机性效应又叫致癌效应或遗传效应。致癌效应:发生在体细胞内,导致体细胞突变而在受辐射个体中诱发癌症。遗传效应:发生在生殖细胞内,导致生殖细胞突变,使受辐射后代出现遗传疾病。这类效应发生的可能性随剂量增加而上升,没有剂量阈值。

(五)守护健康的墙——阻止辐射

我们可以从两个方面来讲如何阻止辐射(辐射防护):外照射和内照射。外照射就是从人体外受到的辐射,内照射就是从人体内受到的辐射,照射的方式不同,防护方法是不一样的。

1. 外照射的防护

外照射是我们最可能被辐射的一种方式,其防护方法有四种。

(1)时间防护:尽量减少与放射源接触的时间。总的来说,时间越短,受到的辐射量就越小。

（2）距离防护：尽量拉开与放射源的距离。简单来说，距离放射源越远，辐射的强度越低。

（3）屏蔽防护：利用屏蔽物减少射线穿透。铅、混凝土和水是很好的屏蔽材料，屏蔽的效果和放射源的强度以及材料厚度有关。

（4）控源防护：控制放射源减少射线，控源就是尽量保证源的安全使用。

2. 内照射的防护

放射物质最可能通过眼、鼻、口以及伤口等进入人体产生内照射。做好防护，注意穿厚实的衣物，戴好口罩、手套等，及时冲洗被污染的地方，用肥皂擦洗体表，更换衣物，保证环境通风。当然如果意外发生内照射，需及时在专业人员的指导下使用辐射防护药物。

主要参考文献

［1］联合国环境规划署. 辐射：影响与源［M］. 2016.

［2］侯明东. 广岛长崎原子弹爆炸的回顾与反思［J］. 现代物理知识，2006，18（1）.

［3］周平坤. 核辐射对人体的生物学危害及医学防护基本

原则[J]. 首都医科大学学报, 2011, 32 (2).

本节作者简介

张伦　助理工程师

四川省疾病预防控制中心业务与质量管理处